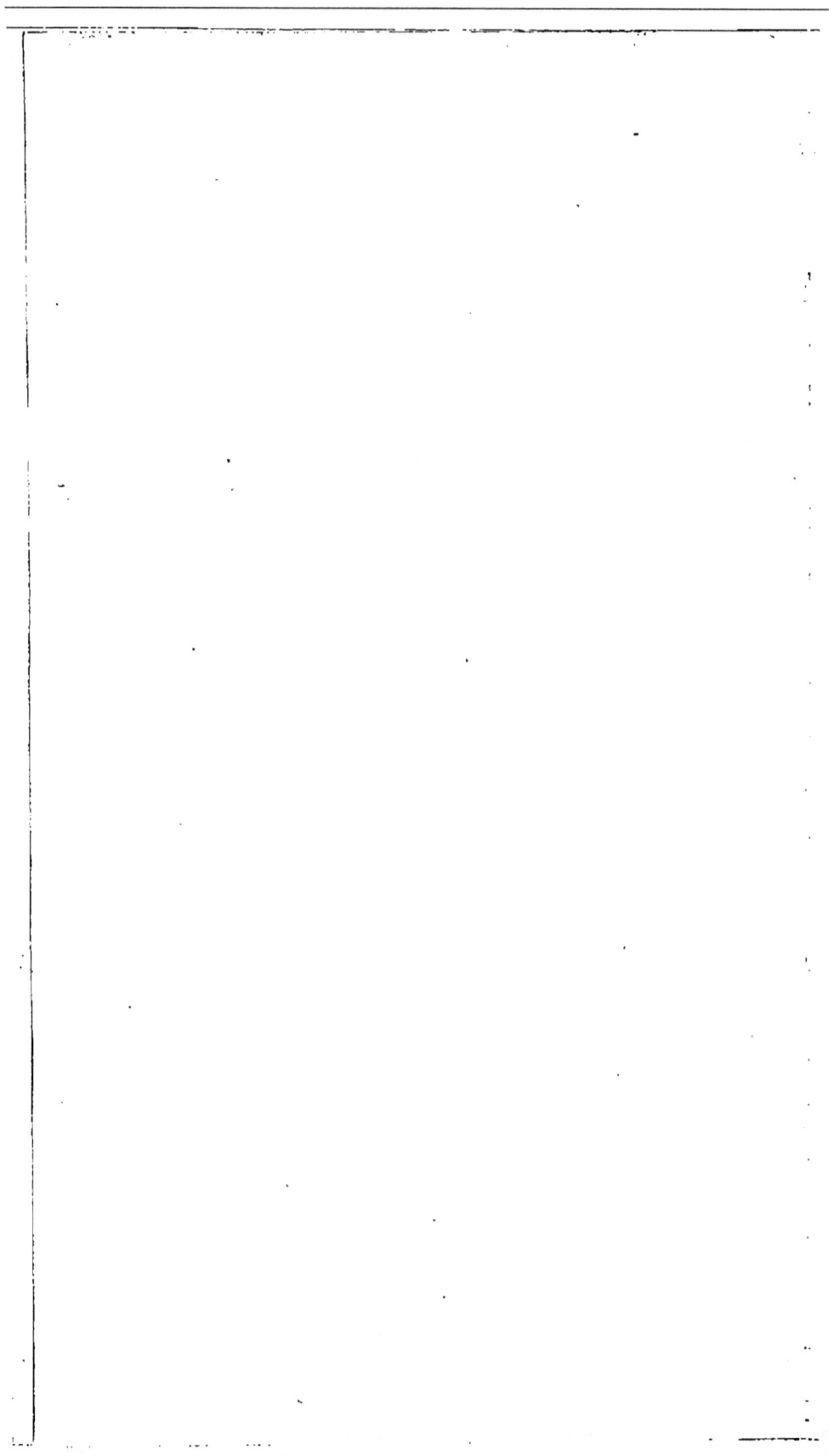

UNE SAISON

AUX

EAUX MINÉRALES D'ENGHIEN.

PARIS, IMPRIMERIE DE PAUL DUPONT ET Cⁱᵉ,
rue de Grenelle-St-Honoré, 55.

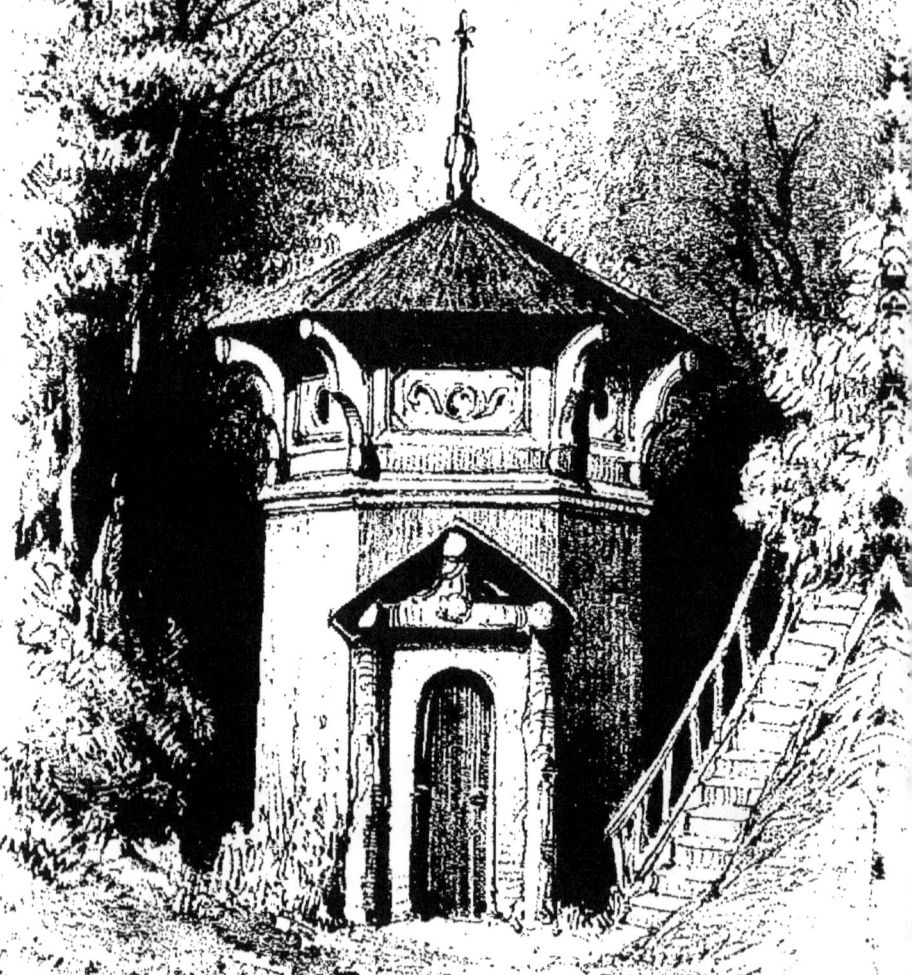

BAINS D'ENGHIEN.

Lith. Formentin & Cie

Nouvelle Source découverte en 1835.

UNE SAISON

AUX

EAUX MINÉRALES D'ENGHIEN

CONSIDÉRATIONS

hygiéniques et médicales sur cet établissement,

PAR

J.-H. Réveillé-Parise,

Docteur en médecine, chevalier de la Légion-d'Honneur
membre de l'Académie royale de médecine, etc.

« *Medici toti non sint in curarum sordibus*, disai
le grand Bacon. C'est sous ce point de vue
que nous avons tâché d'examiner nos eaux. »
BOSQUET, *Maladies chroniques.*

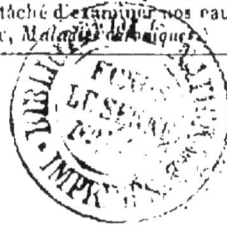

PARIS,

DENTU, LIBRAIRE, PALAIS-ROYAL, GALERIE D'ORLÉANS;

G. BAILLIÈRE, LIBRAIRE, RUE DE L'ÉCOLE-DE-MÉDECINE.

—

1842

I.

PROJET. — MOTIFS DE DÉPART.

———

Il est un principe devenu banal à force d'être vrai, c'est que, pour bien connaître une chose, il faut la voir, l'examiner à fond, en détail, dans tous ses rapports. J'en ai fait l'expérience pour les eaux minérales d'Enghien et la vallée de Montmorency. Je les avais visitées plusieurs fois, même depuis la fondation de l'établissement thermal actuel; mais cette époque déjà éloignée ne m'avait laissé que des idées assez confuses : d'ailleurs des améliorations nombreuses et importantes ont eu lieu à l'établissement; la réputation

1

de ces eaux s'est étendue, leurs propriétés
chimiques et médicales ont été mieux et plus
diversement étudiées. Beaucoup de malades
m'engageaient à les envoyer à Enghien, et
la plupart en revenaient, me vantant,
comme à l'ordinaire, les *merveilles* de cet établissement. Peu enthousiaste de ma nature,
sachant, en outre, combien les malades sont
enclins à exagérer l'éloge ou le blâme quand
il s'agit d'eaux minérales, je ne me pressais
nullement d'aller visiter et étudier cette piscine salutaire. J'avoue pourtant que j'étais
ébranlé par les assurances de malades graves
et réfléchis, par les assertions de confrères
instruits et judicieux. Un motif péremptoire
me détermina, c'est qu'atteint moi-même de
douleurs rhumatismales, je désirais faire
l'emploi d'une eau sulfureuse naturelle dont
les propriétés fussent énergiques et bien dé-
montrées : or, on le sait, il n'est rien de comparable, pour apprécier avec exactitude et
sévérité un médicament, à l'expérience per-

sonnelle d'un médecin ; on peut être assuré que rien d'essentiel ne sera oublié. Ainsi, médecin, malade et curieux, voilà bien des raisons pour m'engager au voyage projeté, et à recueillir, sur les lieux, des observations hygiéniques et médicales. Il est si difficile de sortir de la vie parisienne ; elle vous enlace si bien, tantôt par des devoirs et des obligations, tantôt par des affaires multipliées, par mille petits liens de plaisirs et d'habitudes, que l'on concevra facilement mes incertitudes.

Enfin, je me décidai. D'ailleurs l'époque de la saison se présentait sous l'aspect le plus favorable. On a dit qu'à Paris, le mois de mai n'était beau que chez les poètes ; mais cette vérité, comme tant d'autres, souffre une infinité d'exceptions, et il y en eut une pour l'année 1841, si triste d'ailleurs le reste de l'été. Le mois de mai s'annonçait dans sa magnificence, et le printemps dans toute sa splendeur. La nature était belle, le ciel pur, le soleil chaud, l'air tempéré; de toutes parts la végétation montrait sa force; la terre était *en amour*, comme disent les paysans des environs de Paris. Je me hâtai donc de faire mes préparatifs pour ce grand voyage, ce qui n'est ni long ni embarrassant, quand on a des goûts simples et peu d'habitudes; le nécessaire est si borné! Une petite quantité de hardes, quelques livres qui ne me quittent jamais, un thermomètre portatif, plusieurs réactifs chimiques, une loupe, une boîte en fer-blanc, de longues épingles pour clouer sans pitié de malheureux insectes, etc., tel fut mon équipage. On voit, d'une part, que je n'avais pas oublié la science qui, comme la conscience, console de tout, dédommage de tout; de l'autre, que je voulais procéder, non par enthousiasme ni préjugé, mais par l'examen et l'expérience.

Ma résolution une fois prise, j'aurais désiré l'exécuter sur-le-champ, et je regrettai qu'il n'y eût pas de chemin de fer pour aller à Enghien; puis, par réflexion, j'en fus bien aise. J'admire cette manière hardie et rapide de se transporter d'un lieu à un autre; mais nullement quand il s'agit de voir et d'observer. Une fois placé sur un chemin de fer, on part et on arrive, mais on ne voyage pas; on est emporté, voilà tout. Du reste le paysage, quelque beau, quelque attrayant qu'il soit, n'existe pas; ce n'est qu'un songe, un être fantastique, une image qui fuit et s'échappe sans produire que des sensations passagères. Le dragon enflammé qui vous a saisi et enlevé ne permet ni la récréation des yeux, ni le charme de la perspective. M'étant donc résigné, je pris tout simplement et prosaïquement la diligence de Touchard, faubourg Saint-Denis, nº 50, et j'arrivai à Enghien sain et sauf, par le plus beau temps du monde, très disposé à combattre mon mal par l'emploi des eaux minérales qu'on y trouve, puis à en observer les effets sur moi-même et sur d'autres personnes. Toutefois, avant d'entreprendre cet examen, je fis de fréquentes excursions dans le pays. D'après les principes du vieillard de Cos, je désirais savoir si *les eaux, les airs* et *les lieux*, concouraient d'une manière efficace au rétablissement des malades.

II.

LA VALLÉE DE MONTMORENCY. — COUP D'ŒIL
GÉNÉRAL — SOL, CLIMAT, PRODUCTIONS.

Il est aisé de se moquer de ces hommes
qui, poussés par un enthousiasme froidement
outré, étalent des phrases et des lieux communs sur un beau pays, sur des sites admirables, ou à l'aspect de l'Océan tranquille ou
furieux. De pareils voyageurs ne sont pas
rares, et justice leur est rendue par les gens
de bon sens. Cependant on peut défier
l'homme du sang-froid le plus glacial, le politique le plus soucieux, le savant le plus occupé de son système, l'industriel le plus âpre,
le malade le plus distrait par ses maux, de

voir la vallée de Montmorency sans émotion,
sans un vif et profond plaisir, en plein mois
de mai ou de juin, alors que la nature se
montre dans son éclat et sa magnificence.
Quel beau spectacle! quel admirable pays!
que de frais ombrages, que de fleurs et de
parfums, quels flots de sève et de vie débor-
dent de toutes parts! on semble assister pour
la première fois aux splendeurs de la création, surtout avec le souvenir des jours tristes, des ténèbres où l'on a végété à Paris pendant six mois.

Cette vallée célèbre, mais plus vantée que
connue, offre en effet, dans presque toute
son étendue, ce qui peut plaire à l'homme
aimant réellement la nature, le repos et le
bien-être. Climat heureux, air doux et tempéré, points de vues variés et pittoresques,
bois touffus, rians vallons, coteaux aux gra-
cieuses ondulations, lac charmant et dont les
rives s'embellissent chaque année, richesse
de culture, villages nombreux et bien bâtis,

maisons de campagne élégantes, çà et là quelques vieux châteaux encore marqués des éclats de la foudre des révolutions, tout charme et séduit, tout semble dire : Restez ici, on y vit mieux, on y vit plus longtemps qu'ailleurs. La végétation a tant de force et de fécondité dans cet heureux pays, il y a partout un air si marqué d'aisance, de propreté, qu'il est difficile de croire qu'on y trouve un malheureux. On peut le dire sans exagération, la nature a eu de grandes prédilections pour cette petite contrée, elle l'a dotée avec une tendresse particulière.

A considérer la vallée de Montmorency plus en détail, elle ressemble à un parc immense coupé par des bourgs, des villages, des hameaux qui le rendent plus animé, et par des *villas* qui l'embellissent de tous côtés. En la parcourant dans tous les sens, on est frappé du haut degré de culture auquel on est arrivé, et du travail qui sans cesse augmente la fertilité du sol. Heureusement

que l'industrie manufacturière n'a pas encore tout-à-fait envahi cet heureux pays. Le
malade, le promeneur, le philosophe rêveur,
n'y sont pas à chaque instant incommodés
par le bruit des fabriques, presque asphyxiés
par le gaz et la vapeur du charbon, attristés
par l'idée que tout tend à l'argent et au gain;
car, que sont les beautés de la nature aux
yeux d'individus qui, livrés corps et âme
aux chances de la concurrence industrielle,
n'hésiteraient pas un instant, comme l'a dit
M***, « à mettre dans le commerce les os de
Turenne ou du grand Condé pour en faire
du noir animal? »

D'antiques documens prouvent que la vallée de Montmorency avait autrefois plus d'é-
tendue qu'aujourd'hui; elle fut longtemps
sous la domination de l'illustre maison qui
lui laissa son nom. Le point d'origine de cette
famille ne peut être connu, mais *toute incertitude* cesse, dit un de ses historiens, en
950. Existe-t-il en Europe beaucoup de maj-

sons souveraines capables de remonter si haut dans la nuit du moyen âge? Mais ce qu'il y a de remarquable, c'est que, malgré les événemens, malgré les chances diverses de la fortune, cette famille n'a jamais déchu en grandeur, en dignités, et l'importante charge de connétable fut possédée *six fois* par des Montmorency. La révolution a pu seule, dans son cataclysme universel, renverser et détruire la puissance séculaire de cette maison, sans effacer jamais le souvenir des services qu'elle a rendus à la France. Il y avait *seize alérions* placés dans les armes des Montmorency, en mémoire des seize étendards enlevés à l'ennemi par les membres de cette famille. Aussi ce pays, érigé en duché-pairie, s'étendait-il depuis les hauteurs de Montmorency jusqu'à celles de Meudon. Maintenant cette vallée est beaucoup plus circonscrite, sa surface se mesure de Saint-Denis à Pontoise. Située dans le département de Seine-et-Oise, sous l'administration active et

éclairée de M. Aubernon, préfet de ce département, elle forme un bassin peu profond, borné au nord par les hauteurs de la
forêt de Montmorency, et au midi par les
buttes d'Orgemont et de Sanois. Presque
partout abritée contre le vent du nord et celui du sud-ouest, cette vallée reste exposée
au vent d'est, si favorable en général au climat de Paris; car, dépouillant l'atmosphère
de ses brumes et de son humidité, il la rend
plus saine, car le ciel est plus pur et l'influence du soleil plus persévérante.

Le climat de la vallée de Montmorency est
donc remarquable parce que l'air y est doux,
à l'exception de quelques collines. Quoique
placé un peu au nord de Paris, la température de ce pays y semble plus égale,
parce qu'il est plus abrité. L'atmosphère n'y
est pas à chaque instant agitée, bouleversée,
comme dans la partie du bassin de la Seine
où se trouve la capitale. J'ai souvent entendu dire que le climat était très humide

dans la vallée de Montmorency, et l'on attribuait cette disposition à deux causes : au grand nombre d'arbres qui s'y trouvent, et à quelques endroits marécageux. On ne peut nier que cette humidité ne soit remarquable dans certaines années, mais elle n'est pas plus grande qu'ailleurs. Quant aux marais, ils n'existent plus, ou du moins je n'en ai vu nulle part dans mes excursions. Bien entendu qu'il ne faut pas confondre *l'humus* imprégné d'eau si favorable à la végétation, avec une terre véritablement marécageuse, fatale à la santé par les détritus de végétaux et d'animaux qu'elle contient et les effluves qui en émanent.

Le climat de cette vallée jouit d'une telle renommée de douceur et d'égalité, qu'au dire des habitans les orages y sont très rares, ou du moins jamais violens. Est-ce un préjugé ? Est-ce une réalité ? Je l'ignore ; il faudrait à cet égard de longues années d'observations météorologiques faites avec soin et impartialité. Rien de plus vrai, Monsieur, me disait un villageois ; le tonnerre a toujours respecté notre vallon ; même, quand il en est près, il *recule* et n'y tombe jamais. Ce serait vraiment là un phénomène aussi rare que curieux s'il était parfaitement constaté. Il ne faut pas croire néanmoins que le peuple seul soit imbu de cette opinion. Beaucoup de gens instruits l'ont adoptée. Le docteur Perrochet lui-même assure, dans son intéressante notice sur ce pays qu'il habite, que les nuages se divisent toujours en approchant du centre de la vallée. Ce médecin semble attribuer une telle prérogative, au cas qu'elle existe, à la composition intérieure du sol, notamment à une couche de fer rubigineux nouvellement découverte. Mais attendons que le temps et de nouvelles recherches des physiciens aient substitué des réalités à de simples conjectures. Au reste, quoique le sol de la vallée de Montmorency ait été creusé à certaines profondeurs, il s'en faut de beaucoup que sa

nature géologique soit parfaitement connue.
C'est aussi l'avis de deux savans : « Le terrain
qui constitue le sol de cette vallée n'a été en-
tamé que dans peu de points et encore très
peu profondément. » (*Essai de géographie
météorologique* des environs de Paris, par
Cuvier et Brongniart, chap. II, § V.) Cependant on n'y trouve plus rien de ce vaste banc
de gypse des environs de Paris dans lequel
Cuvier a découvert les os fossiles de tant
d'animaux qui ont disparu, et dont il a composé les annales primitives de notre planète,
la *faune* des temps anté-diluviens.

Mais si l'intérieur du sol de la vallée de
Montmorency est à peu près inconnu, il n'en
est pas de même de sa surface. Rien de plus
varié, de plus accidenté, de plus pittoresque,
sans jamais présenter de grandes et notables
différences. Les coteaux ne sont pas élevés,
les plaines peu profondes, ce qui donne à la
température des conditions de salubrité très
remarquables, car ces conditions n'ont rien

d'extrême; aussi les épidémies sont-elles
rares dans ce pays. Le choléra-morbus in-
dien, cet affreux messager de la mort, venu
des bords du Gange jusque dans nos climats
septentrionaux, n'a fait, dit-on, aucune victime dans le centre de la vallée. Braver tout
à la fois la foudre et le choléra, n'est-ce pas
là un pays véritablement *aimé des cieux?*

Ce sol fortuné répond également aux soins
d'une culture intelligente, et les productions
en sont excellentes; partout on reconnaît
cette *mater tellus* des anciens, dont le principe et la fin étaient une merveilleuse fécondité. La végétation, surtout dans les étés
chauds, a cette force, cette profusion qui
annonce la richesse du terroir, la bonté du
climat. Tous les fruits y sont abondans, la
vigne même ne dédaigne pas d'y croître; il
est vrai que c'est là sa dernière limite, car
au delà de Pontoise commence le froid empire du pommier. La nature abandonnée à
elle-même prouve aussi toute son énergie. La

flore de la vallée de Montmorency est des plus riches qu'il y ait. A Dieu ne plaise qu'à l'imitation de tant de voyageurs, j'étale ici les noms scientifiques des plantes qui s'y trouvent. Si on est étranger à la botanique, à quoi servirait cette aride et pédantesque nomenclature? Mais si l'aimable science des fleurs a des charmes pour vous, parcourez en tous sens ce délicieux pays, et vous éprouverez d'incalculables jouissances scientifiques. Les plaines, les bois, les collines, les champs, selon la variété des expositions, la nature des terroirs, vous fourniront une foule de plantes, une multitude d'espèces très rares ailleurs, et même des *individus* qu'on chercherait en vain dans les environs de Paris.

En réfléchissant à la bonté du climat, aux richesses de tout genre qui se trouvent dans la vallée de Montmorency, on est toujours surpris du petit nombre de personnes qui la connaissent réellement, surtout aujourd'hui que nul pays n'est nouveau, que tout le monde a été partout. On se contente de la vanter, on ne va pas plus loin; la vanité s'exerce sur des pays lointains. Il est si aisé alors d'exagérer, il est si commode de se vanter sans risquer la contradiction! Gens de Paris, superbes indifférens que nous sommes, pourquoi faire une provision de curiosité admirative pour des régions brûlantes, âpres, glacées, stériles, ou bien braver les fureurs de l'Océan, et ne pas faire l'aumône d'une modeste attention pour une petite contrée qu'on visite avec tant de plaisir et qu'on abandonne avec tant de regret? Si un voyageur affirmait qu'il a vu un pays délicieux où l'on respire l'air le plus pur, le plus oxigéné, où la nature se présente sous les plus beaux aspects, où tout est abondant, fertile, animé, gracieux, où l'on trouve ce qui convient le mieux au bien-être, au repos, à la santé, ne demanderait-on pas aussitôt: Où donc est situé ce pays merveilleux? en Italie? au delà des Pyrénées? sur les bords du Gange? Point du

tout; on le trouve un peu plus loin que Saint-
Denis, à quelques lieues de la barrière.

Il est à Paris surtout deux classes de personnes qui ne connaissent que de réputation
la vallée de Montmorency, les bourgeois peu
aisés et les hommes à grande fortune. En général, l'horizon champêtre des premiers ne
s'étend guère au delà du bois de Boulogne,
de Romainville, des hauteurs de Meudon et
de Belleville. Pour ces hommes laborieux,
enfermés toute la semaine, ne voyant que
rarement la lumière dans sa radieuse pureté,
l'aspect de la verdure, quelques arbres, un
peu de gazon, les émerveillent; ils respirent
à pleins poumons, ils sont satisfaits. La vallée
de Montmorency est pour eux un lointain
pays; ils n'en connaissent que le nom, ils
n'en admirent que les excellentes *cerises*.
Quant aux seconds, tout ce qui est près de
Paris, en fait de voyage, leur semble vulgaire.
Un pays heureux, bien cultivé, un climat
doux, l'abondance partout, sont à leurs yeux

des plaisirs insipides et communs. Il leur faut
de ces jouissances qui usent la vie sans la remplir, des sites à grand caractère, des spectacles gigantesques, extraordinaires, témoignage des efforts et des convulsions de la
nature. Il est certain que rien de pareil ne
se trouve dans la vallée de Montmorency.
Le tonnerre de l'avalanche ne s'y fait pas entendre, on n'y est pas effrayé par la vue d'un
glacier et de ses profondeurs inaccessibles.
On n'est pas obligé d'y cheminer pas à pas,
le bâton ferré à la main, de sonder le terrain ou la neige, de consulter les guides, de
fatiguer ses yeux par l'aspect continuel de la
neige, de risquer de mourir de froid, de
faim ou de fatigue. Loin de là, des terrains
admirablement cultivés, des bois agréables,
des clairières inondées de lumière, des habitations coquettes et commodes, de charmans
jardins, des parcs élégans, voilà ce que
l'on rencontre à chaque instant! C'est un
pays qui se contente d'être tout gracieux,

tout verdoyant, tout imprégné des suaves émanations des bosquets odorans. Pour le parcourir, il ne faut ni la vigueur, ni l'intrépidité d'un chasseur d'Hasly ; on y marche fort à l'aise dans des chemins bien entretenus, dans des sentiers fleuris ou sur les plus douces pelouses. C'est une bonne chose que le miel de Chamouny, quoiqu'il m'ait incommodé ainsi que bien d'autres ; mais, avec un peu d'argent, vous faites une excellente chère dans le classique pays de Montmorency ; le culte du *comfort* y est en honneur et parfaitement connu.

Il est pourtant certains touristes splénitiques que l'ennui corrode, véritables martyrs du besoin de courir, qui ne vantent que leurs périlleuses et lointaines pérégrinations. Les solitudes sauvages, le bruit des torrens, les cimes rudes et escarpées, les sentiers qui cotoyent d'affreux précipices, voilà, selon eux, ce qui mérite d'être cité et remarqué. Ils parlent sans cesse du Pic du Midi, du

Mont-Rose, de la Yungfrau, du Righi, que les voyageurs gravissent pour voir le soleil naissant frapper de ses rayons les treize lacs qu'on aperçoit du haut de sa cime, etc. Le Mont-Blanc, le rendez-vous des nuages, le dispensateur des fleuves, est surtout à la mode; quiconque n'a pas fait le tour ou n'a pas gravi la cime de ce géant des Alpes, est à leurs yeux un pauvre voyageur tout au plus digne de faire le *voyage de Paris à Saint-Cloud par terre et par mer.* Tout cela tient au préjugé et à la vogue. Que l'on gravisse le Mont-Blanc, comme le fit le premier le docteur Paccard en 1786, puis de Saussure, en août 1787, dans les intérêts de la science, dans le but d'être utiles à l'humanité, honorons, célébrons de tels travaux; mais s'exposer à des dangers certains, à des fatigues inouïes, pour dire fièrement : « J'ai gravi le Mont-Blanc, » voilà ce qui est difficile à comprendre. Aussi un voyageur, homme d'esprit, a-t-il fait un résumé aussi juste qu'original de ces extravagantes entreprises.

Immenses fatigues, ⎫

Dépenses folles,   ⎬ Vanité!

Dangers nombreux. ⎭

Le grand motif de ces voyageurs, malades ou non, est de vouloir des émotions. Ils en cherchent à tout prix, il les veulent fortes, extrêmes, variées, profondes. Mais quiconque éprouve un besoin absolu de spectacles extraordinaires pour être ému, pour élever son âme, a certainement peu de ressources en lui-même. C'est le poète médiocre dont la verve s'éteint, quand les spiritueux énergiques lui manquent. Croyez-moi, les œuvres de Dieu sont partout sublimes, dans les *infiniment petits*, comme dans les plus grands objets. Il y a une beauté illimitée dans cette fleur des champs que vous foulez aux pieds, dans cet insecte que vous dédaignez, dans ces épis qui s'agitent et frissonnent sous les caresses de la brise, dans cette goutte de rosée qui décompose la lumière. Tout se lie et se nécessite, dans ce vaste enchaînement de lois et de phénomènes qu'on appelle la nature ; l'œil d'un ciron est pénétré par un rayon de soleil, et cet astre a des rapports avec des millions de soleils qui nous sont inconnus.

Ainsi ne craignez rien ; si vous avez de l'instruction, du cœur, de l'âme, une belle imagination, vous trouverez des émotions, de vives jouissances de l'esprit dans la vallée de Montmorency, car la nature est la mère de toute poésie. Ce fut la terre chérie d'un homme à qui, certes, ces dons furent accordés avec une large mesure. Personne n'ignore la prédilection de l'auteur d'Emile, né lui-même si près des Alpes, pour ce pays qu'il ne cesse de vanter. Non-seulement il y a écrit ses principaux ouvrages, mais que de doux loisirs, que de momens heureux n'a-t-il pas éprouvés dans ses longues promenades, sur ces collines, dans ces bois où il se plaisait tant à herboriser, à méditer, à rêver ! C'est en l'étudiant sous ce rapport que l'on peut approfondir les mystères de cette organisation d'élite. Plus tard, dans l'exil, Rousseau a pu dire du temps qu'il passa dans la vallée de Montmorency, ce qu'il répétait en pensant aux *Charmettes* : « Momens si doux et tant regrettés, ah ! recommencez pour moi votre aimable cours ; coulez plus longtemps dans mon souvenir, s'il est possible, que vous ne fîtes réellement dans votre fugitive succession. » Mais cet homme qui a dit : « Mettez-moi à la Bastille, pourvu que j'y sois avec des herbes, j'y serai heureux, » puisait en lui-même ces jouissances de l'âme, bien qu'il ne fût nullement insensible aux beautés de la nature extérieure. Aussi avait-il choisi, avec un discernement exquis, la vallée de Montmorency pour y vivre aussi tranquille, aussi heureux qu'il pouvait l'être.

Mais la grande différence qui existe entre les lieux où la nature prend une forme âpre, sauvage, extraordinaire, et ceux où elle est

douce, belle, sans cesser d'être expressive,
c'est qu'on ne fait que passer dans les premiers, et qu'on veut rester et vivre dans les
autres. Il est certain que, quand on a vécu
quelque temps dans la vallée de Montmorency, qu'on la connaît bien, on désire l'ha-
biter le plus longtemps possible. On finit
même par y contracter une sorte d'attache-
ment, de goût passionné de retraite, contre
lesquels viennent se briser tous les caprices
de la mode, toutes les inconséquences, toutes
les légèretés fugaces du caractère parisien.
Qu'on cesse de s'en étonner : après les jouissances d'une première et superficielle admiration, pourquoi n'éprouverait-on pas la joie
moins commune et plus stable d'une existence paisible ? Notre vie, dans le cours des
âges, n'est qu'un point imperceptible ; la
plus longue dure si peu ! il est donc prudent
de la passer, autant que possible, dans un lieu
agréable et salubre ; un temps de prestige et
d'oubli n'est jamais à dédaigner. Or, il y a

peu de pays qui présentent comme la vallée
de Montmorency cet ensemble particulier
d'avantages si rares et si recherchés. On
est tout à la fois si près et si loin de
Paris qu'on peut se livrer aux charmes de
la science, ou cultiver les beaux-arts, sans
être troublé par le mouvement des affaires, par le choc et le bouillonnement des
passions; étudier, approfondir les grands
mystères de la nature, ou bien savourer in-
tuitivement l'existence; se laisser vivre de
cette vie doucement agitée, si salutaire au
corps et si bienfaisante à l'esprit. Heureux
pays à la fois favorisé de la nature et de la
destinée, où il est possible de jouir des avantages de l'ordre social, de se retremper si
l'on veut dans un immense foyer de civilisation, et obtenir en réalité, quand le ver de
l'ambition ne pique pas sans cesse le cœur,
les charmes de cette médiocrité si vantée, si
désirable, au milieu de laquelle les sages se
tiennent à égale distance du besoin et du superflu.

Puis, comme si cette petite contrée devait réunir tout ce qui peut être agréable et utile, il ne lui manquait plus que de posséder des sources bienfaisantes capables de rendre la santé. Elles existent, et leurs propriétés, maintenant bien connues, combattent une foule de graves maladies. Que des curieux, que des touristes, poussés par un impérieux besoin de mouvement et d'agitation, parcourent des pays lointains, s'exposent à des dangers qu'il leur plaît de braver, on le conçoit jusqu'à un certain point; mais que des malades aillent chercher la santé au loin dans des climats extrêmes, dans des lieux tristes, arides, où l'on est quelquefois, dans la même journée, torréfié par un soleil ardent, transi par une bise glaciale, tandis que tout près d'eux existe un pays qui réunit les conditions les plus heureuses, voilà ce qui est difficile à comprendre. En vérité, on se perd dans les bizarreries de l'esprit humain, et l'on désespère presque de le voir gouverné par la raison. C'est néanmoins ce que les médecins voient chaque année à l'époque de la saison des eaux. Un séjour plus ou moins prolongé dans la vallée de Montmorency peut être déjà considéré comme un excellent moyen de guérison. Il est certain que les prêtres de l'Égypte et de l'ancienne Grèce, si savans dans l'art de guérir par l'hygiène, par la beauté des sites, n'auraient pas choisi avec plus de discernement un lieu plus convenable que celui des eaux minérales d'Enghien, un endroit plus agréable, plus frais, plus délicieusement ombragé. Aussi un de mes malades, d'une imagination assez vive, revenant de cet établissement et plein d'enthousiasme, me cria-t-il de loin, en me voyant : « Docteur, me voilà guéri ! *je reviens du bois sacré et du temple d'Épidaure.* »

Mais n'anticipons pas sur ce que nous avons à dire de cet établissement thermal.

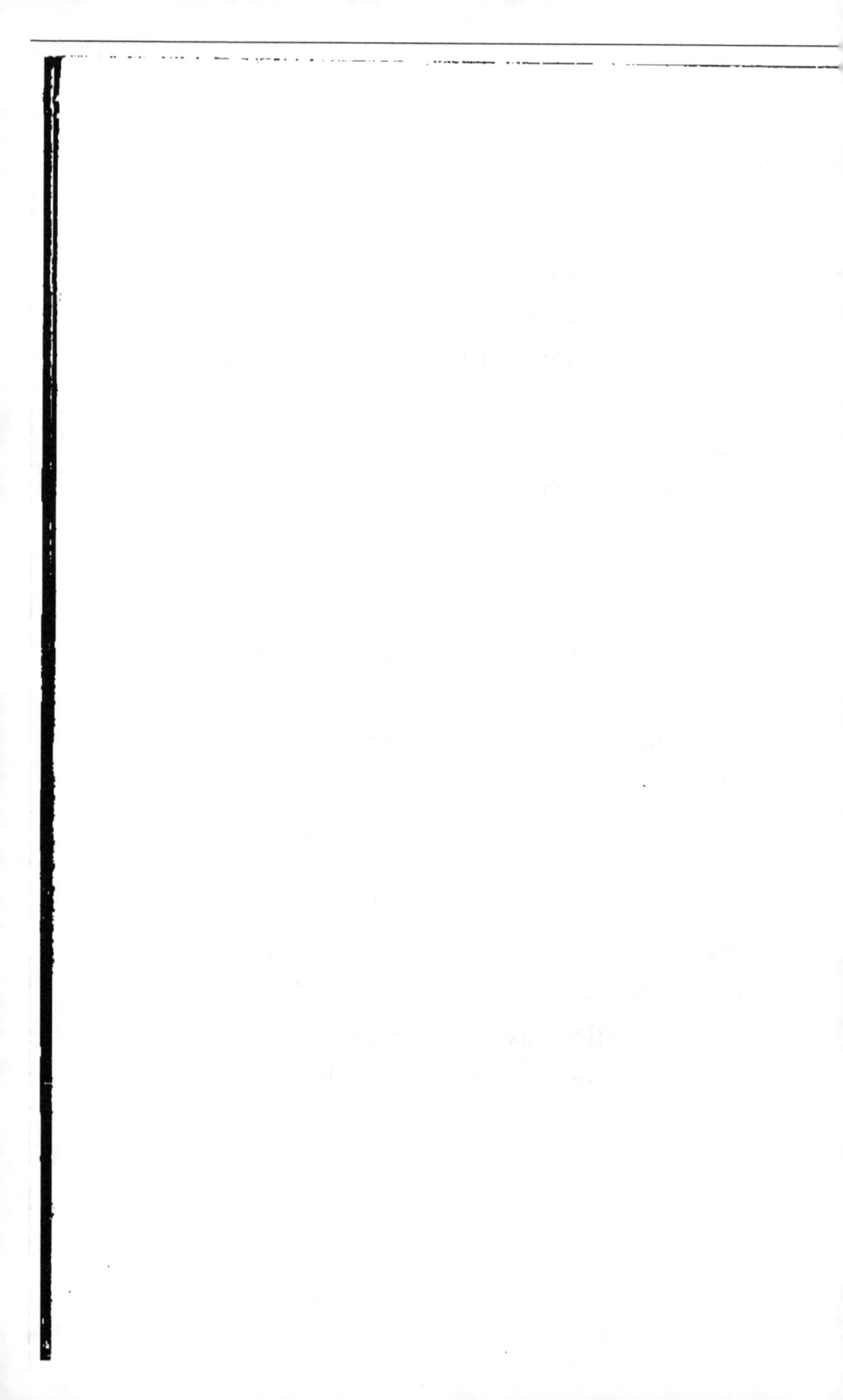

III.

MONTMORENCY, L'ERMITAGE, SAINT-GRATIEN,
ANDILLY, EAUBONNE, EPINAY, etc.
SOUVENIRS HISTORIQUES.

N'ayant nullement l'intention de faire la
topographie exacte, minutieuse, de la vallée
de Montmorency, je me contenterai de parler
des lieux qui m'ont le plus frappé. Cependant
qu'on ne croie pas que les autres méritent
moins d'attention. Ce pays, pris dans son ensemble, présente une foule de points de vue
admirables, de sites plus ou moins gracieux,
mais qui plaisent en raison du sentiment
qu'on éprouve actuellement ; en un mot, dont

le charme dépend de l'observateur, de
ses dispositions, elles-mêmes très varia-
bles. A chacun ses impressions, son goût,
ses plaisirs : la nature peut suffire à tout.
Toutefois, si ce pays est célèbre par ses beautés champêtres, par sa richesse agricole,
il n'est pas moins remarquable par les
bourgs, les villages, les maisons de campagne qui le couvrent et l'embellissent.

Montmorency.

C'est là qu'il faut d'abord s'arrêter : sa situation pittoresque, au point culminant de
la vallée, est remarquable, et l'on s'y plaît
presque aussitôt qu'on l'habite. Il est évident
que cette petite ville a été plus considérable,
plus peuplée qu'elle ne l'est maintenant. Des
restes d'anciennes fortifications, de vieux
murs très épais dont les débris disparaissent
chaque année, le prouvent manifestement.
On a beaucoup fait pour embellir et assainir

Montmorency, mais il reste beaucoup à faire. Placé sur une colline assez élevée, rien de plus sain, de plus facilement renouvelé que l'air qu'on respire dans cette petite ville, car l'oxigène n'est ni trop actif ni mélangé de vapeurs malfaisantes, c'est l'atmosphère dans sa plus grande pureté : aussi les longévités n'y sont pas rares, bien qu'en général l'eau ne passe pas pour être bonne, et que les vins recueillis dans le canton soient peu riches en alcool et chargés de principe acide.

En partant, selon la coutume, des tours de Notre-Dame, Montmorency est à 16 kilomètres (environ quatre lieues de poste) de Paris. Sa latitude septentrionale est de 49 degrés ; sa longitude est de quelques minutes à l'ouest de la capitale. Cette petite ville offre un mélange singulier de maisons modernes, élégantes et bien bâties, et de maisons malpropres et mal aérées. Comme tous les endroits placés dans le voisinage d'une grande ville et d'un établissement thermal, il y a une étonnante différence entre le Montmorency d'hiver et celui d'été. Autant le premier est triste, morne, presque désert, autant le second est vif, animé, populeux. Non-seulement les malades d'Enghien vont se promener à pied, à cheval ou sur des ânes, mais on y trouve des Parisiens, des étudians herborisateurs, des étrangers, sorte de pèlerins qui viennent à l'Ermitage rendre honneur à la mémoire du philosophe qui l'habita. Il est aussi un monument de l'art qu'on s'empresse de vous faire remarquer, c'est le fameux *cheval blanc*, servant d'enseigne à l'auberge de ce nom, peint, dit-on, par Gérard, l'auteur de Bélisaire, de l'Entrée de Henri IV à Paris, et de tant de chefs-d'œuvre. Je l'avoue, ce tableau ne m'a frappé en aucune manière, on n'y reconnaît ni la hardiesse du trait, ni le grandiose de la touche d'un grand maître ; et si la tradition n'en faisait connaître l'auteur, il est douteux qu'on y fît la moindre attention.

La bibliothèque des pères de l'Oratoire conservait, avant la révolution, un exemplaire de l'*Emile* dont J.-J. Rousseau avait fait présent à cette maison, pendant son séjour à Montmorency. A la tête du premier volume était l'original de la lettre écrite à cette occasion.

« J. J. Rousseau prie Messieurs de l'Oratoire de vouloir bien accorder à ses derniers écrits une place dans leur bibliothèque. Comme recevoir les livres d'un auteur n'est pas adopter ses principes, il a cru pouvoir, sans témérité, leur demander cette faveur.

« A Montmorency, le 29 mai 1762. »

Qu'est devenu cet exemplaire et la curieuse lettre qui y était annexée? Les historiens se taisent complètement à cet égard.

Si vous aimez les vieux monumens, ces églises du moyen-âge, où la piété de nos ancêtres se manifestait par de si beaux ouvrages, allez voir l'église de Montmorency,

dédiée à saint Martin; elle a tout le caractère de l'esthétique chrétienne. A l'intérieur,
on remarque des vitraux d'une beauté remarquable, mais qu'on néglige de réparer. Du
clocher très élevé, la vue s'étend au loin et
domine un magnifique horizon. Dans les
temps d'orage on ne sonne pas les cloches;
aussi s'est-on gardé de mettre l'inscription
suivante, qu'on lit sur la cloche d'une petite
ville suisse : *Vivos voco, mortuos plango,
fulgura frango.* « J'appelle les vivans, je
pleure les morts, et je dissipe la foudre. »
Cette église fut bâtie ou plutôt réédifiée, en
1525, par Guillaume, baron de Montmorency. Ici, comme ailleurs, la massue révo-
lutionnaire a détruit, brisé ce qu'elle pouvait atteindre. Partout du désordre et des
mutilations; autels, tombeaux, vitraux, in-
scriptions funéraires, les rénovateurs sociaux
voulant rompre avec le passé, follement
briser la chaîne du temps, n'ont rien laissé
d'intact. On essaie de réparer, on y a réussi,

mais incomplètement. Les projets se multiplient inutilement : le mal se fait si vite, il
se répare si lentement, quand il n'est pas
irréparable, qu'on ne saurait s'étonner qu'il
reste encore tant à faire. Outre le portrait de
Guillaume de Montmorency, fixé à l'un des
piliers du chœur, on voyait encore dans
cette église, avant la révolution, le mausolée
du connétable Anne de Montmorency. Ce
monument, détruit en partie, puis réparé, a
été transporté au musée de la rue des Petits-
Augustins, musée dispersé de nouveau, où
l'on a bâti depuis l'École des beaux-arts.

Sans regretter la féodalité, ni les temps
jadis, il est des noms consacrés par l'histoire, par le respect des siècles, qu'il faut
sans cesse honorer dans les monumens élevés à leur mémoire. Rien donc de plus fâcheux qu'on n'ait pas restitué ces monu-
ments aux lieux où ils furent construits dans
l'origine. Ces lieux et ces monumens semblent s'unir, pour ainsi dire, par des liens

sympathiques; ils empruntent naturellement
je ne sais quel reflet d'antiquité, de beauté
artistique que rien ne peut remplacer. Le
mausolée d'Anne de Montmorency était
réellement à sa place dans l'église de cette
petite ville; non-seulement cet hommage lui
était dû par reconnaissance, car ce fut lui
qui fit ériger cette baronnie en duché-pairie,
en 1551, mais le vieux connétable l'avait for-
mellement exigé par son testament. La reine
voulait que son corps fût déposé à l'abbaye
de Saint-Denis; dans la solennité de ses fu-
nérailles, on avait porté son effigie à Notre-
Dame, ce qui n'avait lieu que pour le roi et
les plus grands princes. Décerner pareil
honneur à un tel homme, c'était reconnaître
ce qu'il valait et ce qu'il avait fait. Plus on lit
son histoire, plus on est frappé, en effet, de
la grandeur et de la force de son caractère.
Esprit élevé, actif, vigoureux, sa pénétration, sa force morale étaient toujours en
ligne droite. Manquant de cette souplesse

hardie qui fait plier tous les principes,
pour tous les intérêts, jamais il ne recula
devant les conséquences d'une résolution
commandée par le devoir. La révolution
française a offert beaucoup de ces caractères
énergiques, remarquables par leurs défauts
et leurs qualités.

Cet illustre guerrier a rendu d'immenses
services à la France, dans les combats et dans
les conseils. Si on eût adopté son opinion,
la bataille de Pavie n'aurait pas eu lieu. Il est
vrai que François 1er n'eût pas prononcé
après sa défaite ces paroles si connues, mais
si nobles, si françaises, et qui retentiront à
jamais dans les fastes de notre histoire : *Madame, tout est perdu fors l'honneur*. Aussi
Charles-Quint eut-il toujours dans Anne de
Montmorency un ennemi actif et redoutable.
Néanmoins il est triste de voir que cet homme
exagérant les mœurs de l'époque, vivant perpétuellement dans les combats et les guerres
de religion, fut souvent dur, superstitieux,

d'une inflexibilité qui ressemblait dans beaucoup de cas à la cruauté. On l'avait surnom-
mé le capitaine *brûle bancs*, à cause du brutal
emportement qu'il avait toujours pour détruire les temples protestans dont il ne lais-
sait rien quand il pouvait. Dans une révolte
des habitans de Bordeaux, le lieutenant de
roi, commandant de cette ville, fut massacré.
Peu de temps après, le connétable marche
contre les rebelles, les défait, et force les notables de la ville *à déterrer avec leurs ongles*
le cadavre du gouverneur et à lui donner une
sépulture honorable. Dans d'autres occasions,
il fut cependant bon et compatissant; toutefois, l'énergie de son caractère ne se démen-
tit jamais. Vainqueur à la bataille de Saint-
Denis, le 10 novembre 1567, mais frappé à
mort par un Ecossais, Robert Stuart, tué
lui-même à la bataille de Jarnac par Villars,
beau-frère du connétable, le vieux guerrier
se défendit avec la plus opiniâtre valeur. Il
voulut mourir sur le champ de bataille, en

pressant sur son cœur le pommeau de son épée qui figurait une croix ; mais ses amis ne le permirent pas. Porté dans son hôtel, rue de Savoie (où fut longtemps l'administration des contributions indirectes), il expira deux jours après. On connaît sa fière réponse au cordelier qui l'assistait dans ses derniers momens : « Eh ! mon ami, penses-tu que j'ai vécu si longtemps avec honneur, pour ne pas savoir mourir un quart d'heure. »

En voyant les lieux où les restes de ces héros du vieux temps furent déposés, et réfléchissant ensuite sur les évènemens qui se sont succédé, on ne peut s'empêcher de méditer sur l'instabilité des choses humaines. Parce qu'ils furent grands et puissans, ces hommes ont été persécutés, même quand la mort les avait depuis longtemps frappés. Après trois siècles de sépulture, ils ont été arrachés de leur tombeau, et leurs os furent dispersés ou précipités dans la fosse commune : *etiam perière ruinæ.*

Il existe un autre mausolée célèbre d'un Montmorency, mais qui ne fut pas élevé dans l'église de St-Martin. C'est celui de Henri II, duc de Montmorency. A moins de cent ans de distance, on voit que ces deux chefs d'une illustre famille n'ont de ressemblance que l'orgueil et le courage. Autant le vieux connétable était dur, inflexible, autant son petit-fils, amiral à 17 ans, filleul de Henri IV, était de mœurs faciles et élégantes. Beau, magnifique, intrépide, il eut cette générosité, cette valeur brillante, ce grand air, cette galanterie noble et chevaleresque qui constituent le type des *grands seigneurs* du dix-septième siècle commençant. Qui ne sait sa lamentable histoire? Partageant le ressentiment du frère de Louis XIII, il osa se faire craindre de l'implacable Richelieu, et il paya cette imprudence de sa tête. Après les efforts d'un courage inouï, il fut pris les armes à la main et l'on instruisit son procès à Toulouse. Le crime oublié un instant, rien ne touche plus

profondément que l'histoire de ce procès et
la grandeur de l'accusé. Quand le duc
fut introduit dans la grande salle de
l'hôtel-de-ville, *tous les juges se cou-*
vrirent le visage de leur mouchoir, pour cacher leurs larmes. Condamné à mort, jamais
le roi, excité par Richelieu, ne voulut par-
donner, et le surnom de *juste* lui fut donné,
dit-on, à cette occasion. Le jeune et beau
Montmorency fut exécuté dans l'intérieur de
l'hôtel-de-Ville, le 30 octobre 1632. Toujours le même, au moment de poser sa tête
sur le billot, il dit au bourreau : *Mon ami,*
frappe hardiment. Quand la hache tomba, il
prononça à haute voix, ces paroles : *Domine*
Jesu, accipe spiritum meum. La veuve du
duc de Montmorency ne put jamais se consoler, et l'histoire rapporte que l'image san-
glante de son mari lui était toujours présente.
Elle se retira au couvent de la Visitation à
Moulins. C'est dans une église de cette ville
qu'elle fit bâtir un magnifique mausolée où

l'on renferma le corps de celui qu'elle avait
tant aimé et admiré. Ce mausolée, dû presque
en entier au ciseau de François Auguier,
existe encore. Un mot dit avec esprit et à propos le sauva d'une destruction imminente.
Déjà des *sans-culottes* ardens se disposaient
à le briser quand une voix s'écria : « Frères
et amis, qu'allez-vous faire ? Quoi! vous vou-
lez détruire le monument d'un bon républi-
cain, mort lui-même victime d'un despote
couronné. » Tout le monde en convint, et
l'œuvre de destruction n'eut pas lieu.

Après la mort cruelle de ce Montmorency,
qui n'eut pas d'enfans, ses biens passèrent
à sa sœur, mère du grand Condé : c'est ainsi
qu'ils restèrent dans cette famille qui tenait
de si près à celle des rois de France. Peut-
être est-il à regretter que la veuve de l'illustre condamné n'ait pas fait construire le
mausolée de son époux dans l'église de Montmorency, en face de celui du vieux connétable; il y aurait là de hautes leçons morales!

On voit que la petite ville de Montmorency se recommande par des souvenirs historiques qui ne sont pas sans intérêt, et auxquels il serait facile de donner plus d'étendue. Le Montmorency d'autrefois était célèbre par la famille dont il portait le nom, par le reflet de grandeur féodale si remarquable au moyen-âge. Le Montmorency de nos jours brille par la richesse de certaines maisons, par tout ce que la civilisation moderne a répandu de lumières, d'aisance dans les diverses classes de la société. Le bon marché de beaucoup d'objets fait qu'un certain nombre de rentiers, de vieux militaires, habitent cette petite ville de préférence à beaucoup d'autres. Il est vrai que, dans l'été, les visiteurs, les baigneurs, les étudians font que la vie y est plus chère que dans l'hiver; c'est là l'inconvénient qui résulte de la proximité d'une grande ville et d'un établissement thermal, inconvénient balancé du reste par d'autres avantages. J'ai bien souvent entendu faire des plaintes amères

sur les aubergistes de Montmorency ; à quoi
bon ? payez-les bien, ils vous serviront à merveille. En connaissez-vous qui agissent différe-
remment ? L'intérêt particulier, la matière
subtile qui pénètre tout, agit ici comme ailleurs ; rien de plus, rien de moins. Un grand
poète de nos jours dit qu'une cuisine d'auberge est une *forge à indigestions*, cela dépend d'une infinité de circonstances qu'un
homme de bon sens pourra fort bien dis-
cerner. Le vin frelaté, *l'ami du médecin*,
n'est pas rare à Montmorency, mais on en
trouve aussi d'excellent, bien qu'il faille se
défier des vins légers et acides du pays. Ces
détails ne sont nullement indifférens, surtout dans la saison des eaux. Il est des malades qui, par des motifs particuliers, aiment
mieux rester à Montmorency qu'à l'établissement thermal. Ils s'en vont le matin d'assez
bonne heure prendre les eaux, puis ils re-
viennent en se promenant. Ils y trouvent l'a-
vantage d'un exercice régulier. Toutefois,

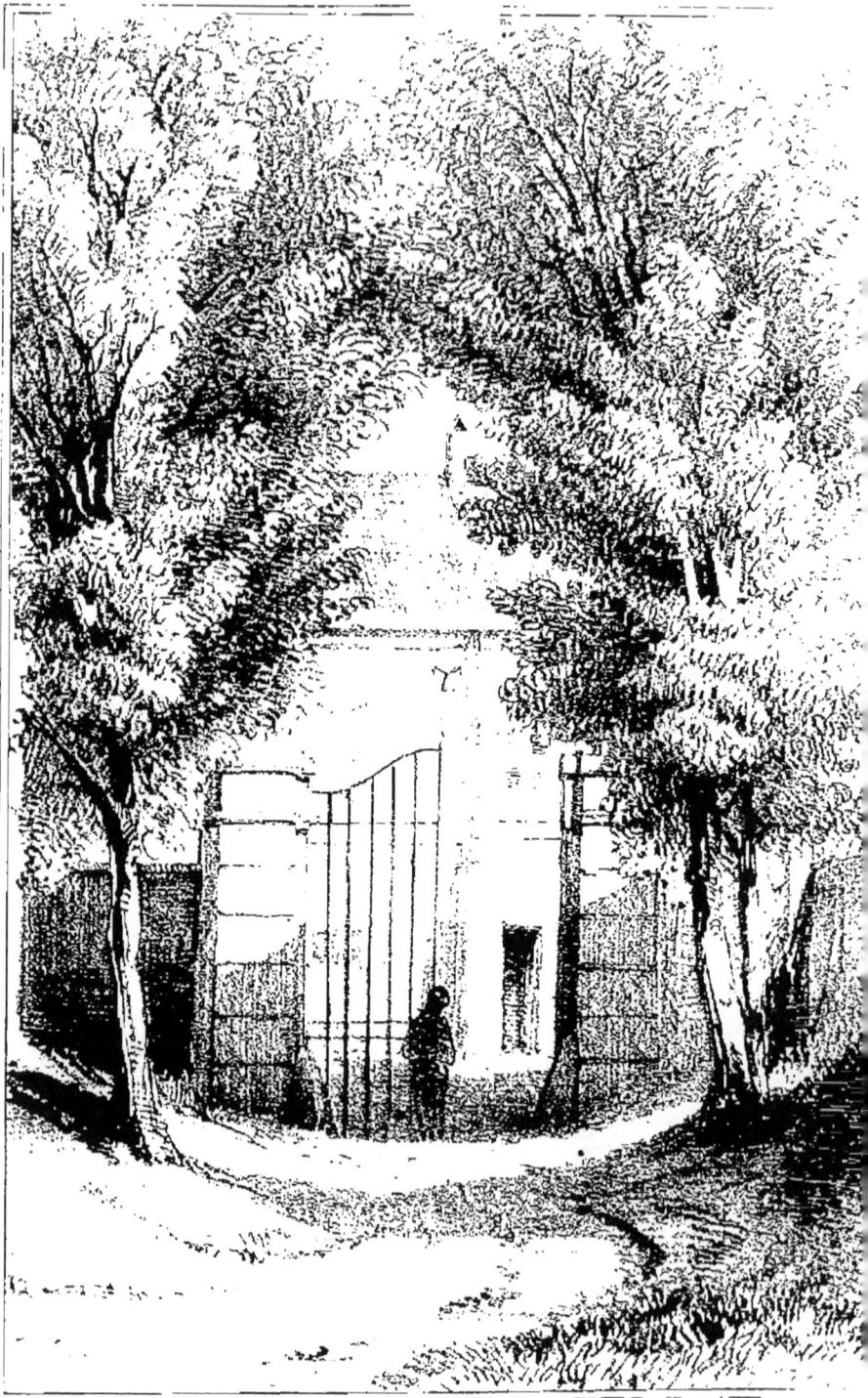

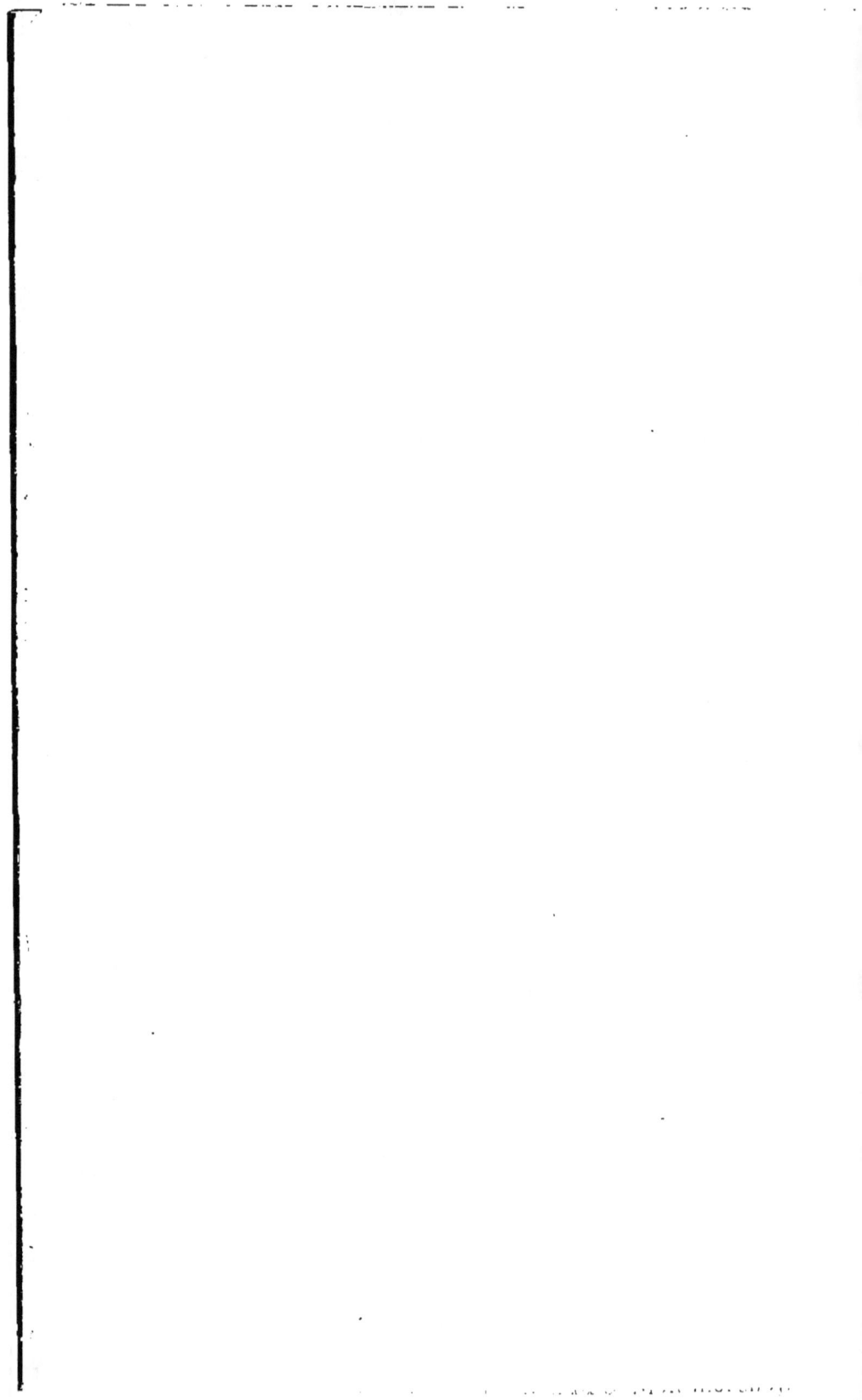

pour adopter cet usage, il faut jouir encore de ses forces; puis on n'est jamais bien sûr du temps. Une averse, un courant d'air froid, une baisse subite de la température, etc., ne laissent pas d'avoir leur danger surtout après des douches, un bain plus ou moins prolongé.

L'Ermitage.

Quiconque viendrait à Montmorency sans aller à l'Ermitage autrefois habité par J.-J. Rousseau, et depuis par Gretry, serait ou bien ignorant ou bien indifférent. C'est un hommage qu'aucun étranger n'oublie de rendre au génie malheureux. Le propriétaire actuel a religieusement conservé les objets qui passent traditionnellement pour avoir appartenu au philosophe genevois : sa table, son bois de lit, son baromètre, deux bocaux. Ces objets ont du prix, surtout si on se rappelle qu'une montre en cuivre que posséda

Rousseau fut vendue 500 francs, et une de
ses vestes, 950. Dans le modeste jardin, en
face de sa chambre, on vous fait voir le ro-
sier qu'il a si mélodieusement chanté, et sur
le bord du ruisseau qu'il affectionnait, un
laurier planté, dit-on, de sa main et cultivé
par Gretry avec le plus grand soin. A l'é-
poque la plus violente de la révolution, l'Ermitage revint à Saint-Jean-d'Angely qui le
céda à Robespierre. Il y coucha la nuit du 6
au 7 thermidor (1793), et y dressa des listes
de proscription pour Montmorency. L'ombre de Rousseau, dit un historien, ne retint
pas sa main. Comment s'en étonner? le monstre
était ivre de sang, et Rousseau lui-même,
s'il eût vécu, aurait été sur la liste des pro-
scrits. Les sanglantes annales de nos folies
offrent peu de traits comparables à celui-là.

La curiosité, l'éloge et la satire se sont
épuisés sur Rousseau, tout a été dit sur lui,
et Mercier, qui publia sur l'auteur d'*Emile*
un ouvrage au commencement de la révo-

lution, dit que l'on comptait à cette époque jusqu'à 274 ouvrages écrits pour ou contre cet homme extraordinaire ; or, ce nombre s'est encore accru depuis cette époque.

Toutefois en voyant le lieu qu'il habita si longtemps avec délices, où il éprouva ce sentiment de paix, de liberté, de joie sauvage qu'il préférait à tout, on ne peut s'empêcher d'être assailli par une foule de souvenirs. Presque toujours ces souvenirs sont tristes, en pensant aux maux réels qu'éprouvait Rousseau, et à ceux auxquels il se condamna lui-même. Il faut se rappeler, en parcourant l'Ermitage, que ce fut peut-être l'asile où il jouit le plus longtemps du repos, où son génie s'exerça le plus énergiquement, parce que le spectacle de la corruption et des vices de la capitale ne pouvait ni le troubler ni l'aigrir. C'était encore jusqu'à un certain point le Rousseau bon, confiant, généreux, non le Rousseau exalté par la folie morose de l'orgueil, dévoilant à

5

ses contemporains et à la postérité, sans honte, sans regret, revêtues des formes attrayantes de son style, toutes les plaies de sa conscience. L'infortuné ne pensait pas alors être perpétuellement environné, comme le dit, *d'espions, de surveillans malveillans et vigilans*; il n'était pas encore persuadé que le duc de Choiseul eût conquis la Corse tout exprès pour lui ôter la gloire d'en être le législateur. En scrutant attentivement et de sang-froid la vie de l'homme dont les idées ont tant influé sur les destinées de la France et de l'Europe, on parvient à le juger tel qu'il fut réellement. Rousseau n'était pas le plus sensible et le meilleur des hommes, comme il le disait, et lorsque, dans la bonne foi de son orgueil, il se crut digne d'une statue qui, cependant, ne lui fut décernée que plus d'un demi-siècle après sa mort; il n'était pas non plus l'homme méchant et corrompu, tel que l'ont dépeint quelques gens de lettres de son temps, en-

vieux et irrités de sa gloire, et les hommes
pieux blessés dans leurs croyances par le
deïsme hardi du *Vicaire savoyard*. Le pauvre Rousseau était atteint de folie, surtout
dans ses dernières années, mais de l'espèce
de folie la plus cruelle et la plus difficile à
guérir, celle où, sans perdre ni le sentiment
de sa personnalité, ni le plein exercice de
ses facultés intellectuelles, l'homme cesse de
juger sainement, logiquement les rapports
de ses semblables avec lui. C'est là ce qui
constitue l'hypocondrie au plus haut degré ;
or, cet horrible mal, indépendamment des
maux physiques qu'il éprouvait, commença
de bonne heure chez Rousseau. On peut en
observer et en suivre aisément le commencement, le progrès et le *summum*. Aussi,
tout en se croyant l'apôtre et le martyr de
la vérité, porte-t-il sur ses contemporains
des jugemens outrés, passionnés, que la postérité n'a jamais ratifiés ; de là aussi cette
malheureuse propension à la méfiance, cette

cruelle habileté à réunir, à combiner les plus petites circonstances capables de faire naître et d'augmenter ses soupçons, les justifier à ses yeux, les changer en certitude, au point de produire de véritables hallucinations (1).

Ce qui caractérise surtout sa maladie morale est un indomptable orgueil, et par conséquent un amour effréné de l'indépendance. Aussi le prince de Ligne lui écrit-il : « Vous qui n'aimez ni les empressés, ni les empressemens. » Grands de la cour, femmes illustres, amis, financiers, artistes, gens de lettres, simples bourgeois; tout ce qui pouvait le secourir, le protéger, prendre sur lui, un instant, une ombre d'autorité, l'effarouchait et l'irritait. Le maréchal de Luxembourg est peut-être le seul homme auquel il ait par-

---

(1) Pour bien saisir ce point de vue du caractère de Rousseau, il faut lire le curieux ouvrage de Dusaulx, *De mes rapports avec J.-J. Rousseau* (an VI-1798) ; madame de Staël, elle-même, ne pouvait le connaître aussi bien qu'il s'est peint lui-même.

donné d'être né grand seigneur. C'était là une
des causes qui lui faisaient craindre et redouter les médecins. Leur bienveillance ne dégui-
sait nullement à ses yeux l'autorité qu'il
convenait de leur laisser. Il a beau dire qu'il
leur abandonne sa *carcasse*, on sent toujours
qu'il s'indigne contre leurs conseils, leurs
prescriptions, leur protection. Atteint de
deux hernies et d'un *catarrhe vésical chronique*, avec de cruelles rétentions d'urine,
maladies qui ne guérissent que très difficilement, il obtint pourtant de fréquens et notables soulagemens par les moyens qui lui
furent indiqués, ce qui ne l'empêche pas
d'être virulent et injuste contre notre art.
Bernardin de Saint-Pierre assure néanmoins
que l'intention positive de Rousseau était de
changer tout ce qu'il avait dit des médecins,
s'il eût donné une nouvelle édition de ses
œuvres. Il faut d'autant plus ajouter foi à ce
récit, que ce philosophe fut intimement lié
avec plusieurs médecins distingués de son

temps. Il aimait Bouvart, et ne pouvait souffrir les sarcasmes plaisans lancés par Diderot
contre ce grand praticien (1). Il estimait le
savoir et la modestie de Lorry. Il dit, dans
ses *Confessions*, en parlant d'un célèbre chirurgien de Lyon qui lui avait rendu d'éminens
services dans sa jeunesse : « Parisot le meilleur et le mieux faisant des hommes » (liv.
vii). Il connaissait beaucoup Daran, assurait
« avoir acheté, en huit ou dix ans, pour cinquante louis de ses bougies (liv. viii). Plus loin
il dit : « Le médecin Thierry, mon ancien ami,
vint me voir et m'éclairer sur mon état (2) »
(liv. x). Morand, célèbre chirurgien des
Invalides, également son ami, n'avait pu le
sonder; mais le frère Côme «qui avait la main

(1) Bouvart portait sur son front une cicatrice assez
marquée, Diderot assurait que ce médecin s'était blessé
en tenant maladroitement la faulx de la mort.

(2) Ce médecin Thierry, l'ami et le correspondant
de Haller, est auteur de plusieurs bons écrits, notamment de la *Médecine expérimentale*, ouvrage oublié
de nos jours, ce qui n'ôte absolument rien à son mérite.

d'une adresse et d'une légèreté sans égales en vint à bout (liv. xi). » Il y a plus,
c'est qu'un de ses derniers et plus fidèles
amis fut encore un médecin, Le Bègue de
Presle. C'est lui qui raconta, après la mort de
Rousseau, le trait suivant qui peint le carác-
tère de la femme à laquelle il s'était uni. Le
Bègue de Presle arrivant à Ermenonville
aperçut le philosophe, remontant de sa cave,
chargé d'un lourd panier de bouteilles de vin.
Comment, lui dit ce médecin, pouvez-vous
porter à votre âge un pareil fardeau? Que
ne chargez-vous de cet emploi madame
Rousseau, plus jeune et plus forte? — Ah! que
vous connaissez peu ma femme! dit triste-
ment Rousseau : « quand elle va à la cave,
elle y reste. » La mort vint le frapper très peu
de temps après. Homme étrange qui fit un
traité d'éducation et mit ses cinq enfans à
l'hôpital, qui dut tout aux lettres et ne cessa
de déclamer contre elles ; philosophe pauvre
plutôt par orgueil que par choix ; qui, doué

d'une âme naturellement bonne et tendre,
montra parfois tant de faiblesse et de peti-
tesse, une vanité si inquiète, si ombrageuse,
si vindicative. Son génie, ses écrits, ses pensées, sa vie, ses malheurs, n'en sont pas moins
un objet digne d'admiration pour celui qui se
plaît à étudier la nature humaine dans ses
grandeurs et dans ses écarts. Mais si la célébrité de Rousseau s'est répandue dans le
monde entier, qu'on juge des souvenirs qu'il
a laissés à l'Ermitage, à Montmorency, à
Eaubonne, etc. C'est en parlant des doux
loisirs, du repos, de la liberté dont il a joui
dans ce beau pays qu'il dit : « Tels furent les
derniers beaux jours qui m'ont été comptés
sur la terre. » (*Conf.* liv ix.)

Andilly.

Ce petit village très près de la forêt ne
saurait être oublié dans les excursions que

l'on fait en partant de Montmorency. Abrité
contre le vent du nord, son heureuse position, l'air salubre qu'on y respire, la tranquillité parfaite dont on jouit, la beauté des
cultures, en rendent le séjour agréable,
surtout pour les personnes délicates, valétudinaires, pour ces êtres faibles qui ont besoin que la vie coule sans trop d'efforts et de
soins. Si l'on veut descendre un peu au-
dessous des hauteurs, on trouve un air plus
doux à la vérité, mais plus pesant ; si l'on
s'élève sur les coteaux, l'air au contraire est
plus vif, plus frais, mais plus irritant. On voit
combien il est facile de varier dans ce canton
l'atmosphère que l'on respire, soit par sa
pureté, soit par sa température. Il est éton-
nant qu'on n'ait pas établi en cet endroit des
maisons de santé, des asiles de convalescens
en raison de ces zones variées de température atmosphérique. Cette observation est
plus importante qu'on ne le croirait d'abord.
Rappelons-nous bien qu'on ne se nourrit de

pain qu'à certaines heures de la journée, mais que nous vivons d'air à chaque minute de notre existence. S'il était possible de ramener les phénomènes de l'organisme à un principe hygiénique fondamental qui pût servir de base à tout l'édifice, de lien à toutes les parties, de centre à toutes les actions, on le trouverait certainement dans l'influence de l'atmosphère sur l'homme. Mais la science ne possède que des à peu près sur ce grand sujet.

Au reste, la beauté pittoresque des côteaux d'Andilly est depuis longtemps connue : elle n'a point échappé à Rousseau dont personne ne contestera le coup-d'œil et le sentiment. « Muni, dit-il, de mon *petit livre blanc* et de mon crayon, je passais par les coteaux d'Andilly qui sont charmans. » C'est dans cet endroit de son livre, si je ne me trompe, qu'il affirme qu'on voit dans ce pays beaucoup de vieilles gens dont l'excellent air prolonge la vie. Mais depuis l'époque

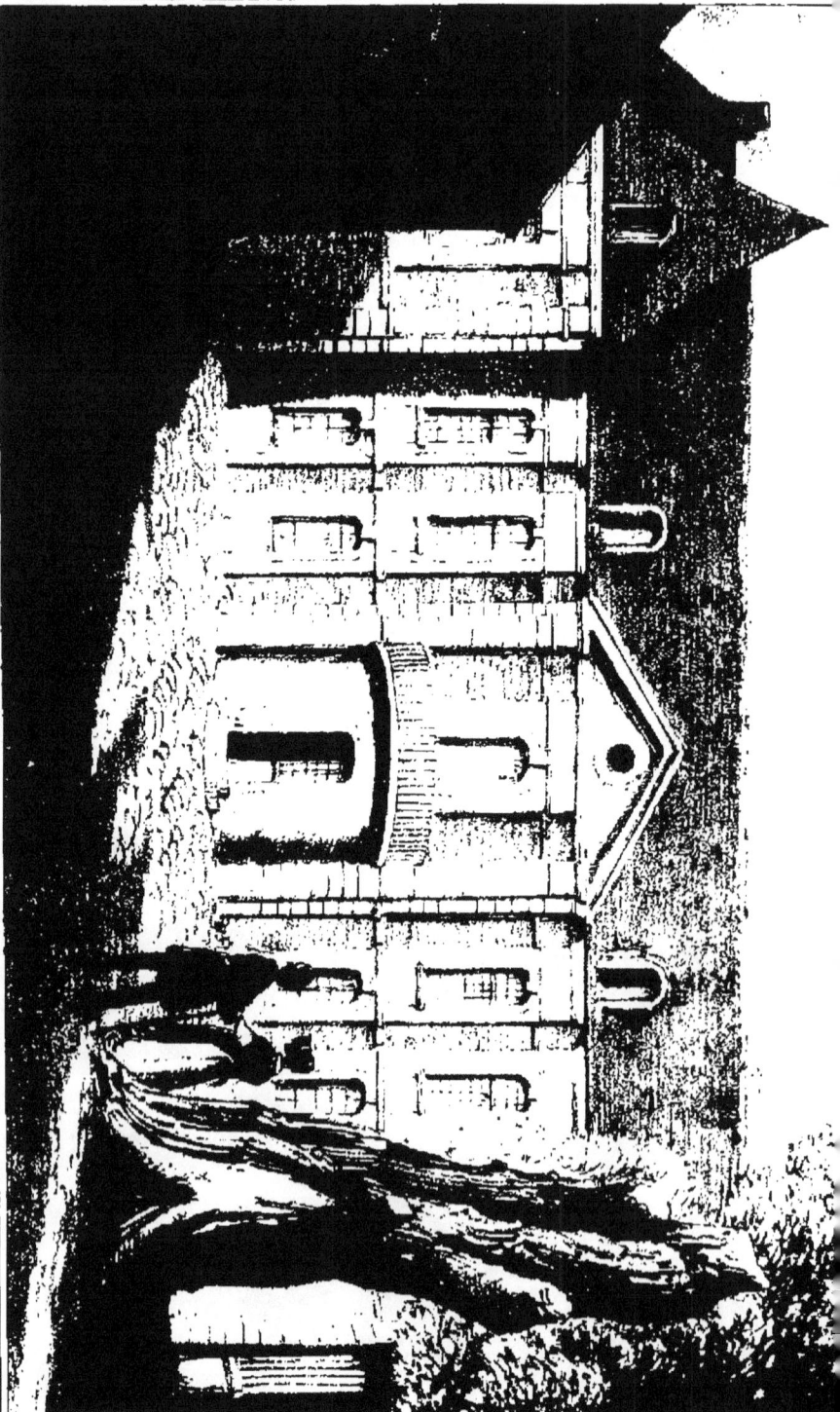

Huber del

Le Château de Catinat à S.ᵗ Gratien.

Lith For

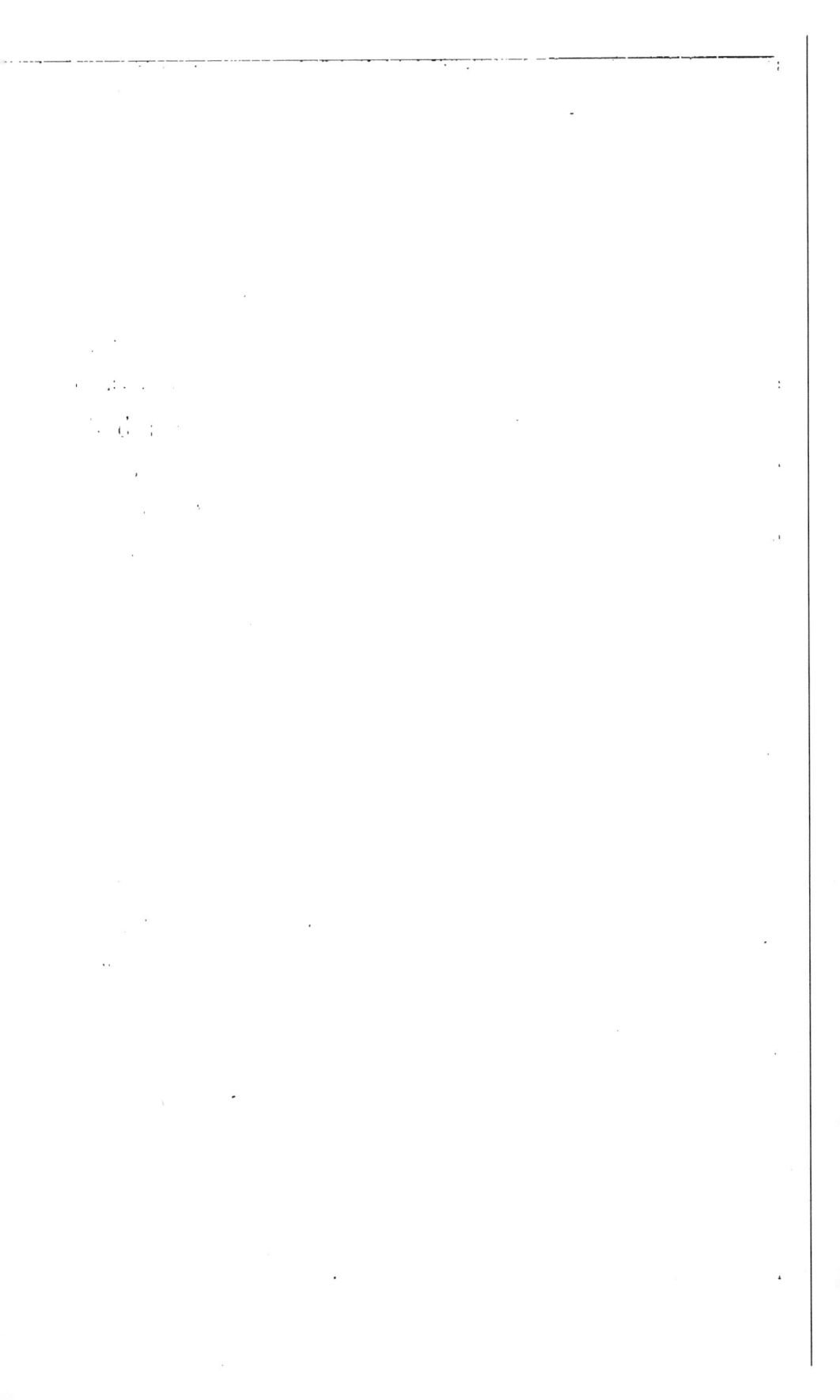

Le Château de Catinat à S¹ Gratien

dont parle Rousseau, ces coteaux ont acquis
plus d'éclat sous le rapport de la culture ;
l'aspect en est plus riant encore, plus capable d'inspirer le désir d'y passer le reste de
ses jours. Des lieux heureux font beaucoup
pour une vie heureuse.

Saint-Gratien.

Six fois, m'a-t-on dit, le marteau démolis-
seur de la bande noire a été suspendu sur
l'ancien château de Saint-Gratien, et toujours le sort en a décidé autrement. Il faut
s'en réjouir sous le rapport de la beauté
du pays, de l'aspect du vieux château et
des souvenirs historiques qui s'y rattachent. Il est peu de grandes propriétés qui
aient subi plus de variations et de changemens.

On compte environ quatre kilomètres ou
une lieue sud-ouest de Montmorency à Saint-

Gratien, situé à l'une des extrémités du lac d'Enghien, non loin de la route de Paris à Rouen, qu'on nomme la route *d'en haut,* passant par Saint-Denis, Pontoise, Magny, Sainte-Claire, etc. Ce village qui s'accroît depuis quelque temps, soit parce qu'on bâtit de toutes parts, soit par le voisinage de l'établissement thermal, est remarquable par sa propreté, par de délicieuses promenades, puis par la beauté et la richesse du paysage qui l'entoure. Tout y annonce le voisinage d'une grande ville, et en même temps ce goût des plaisirs champêtres qui gagne heureusement tant de personnes opulentes. Aussi remarque-t-on de toutes parts des maisons bien bâties, de charmantes *villas,* des jardins dessinés avec goût, de magnifiques propriétés. Ce n'est pas là ce qu'on peut appeler la campagne dans son aspect vigoureux et agreste; il y a trop de luxe, trop de coquetterie et de recherches, le sybaritisme parisien s'y fait trop sentir. Mais enfin, on est loin de la ville ; de beaux arbres, de belles eaux, des chemins ombragés, des horizons variés, charment la vue et récréent l'esprit. Les maisons du peuple même ne manquent pas d'une certaine propreté, on y trouve les signes heureux de cette aisance générale qui prouve que les chances de jouir et de souffrir ne sont pas trop inégalement réparties.

Mais ce qui attire surtout le voyageur passager, c'est le château et le parc de Saint-Gratien, au moins ce qui en reste, car le souvenir d'un grand homme illustre à jamais le lieu qu'il habita. Ainsi le nom de Catinat vient au cœur et à l'imagination ; on se demande en approchant, où donc est le château de Catinat ? Montrez-moi la demeure du *Père la pensée*, comme l'appelaient ses soldats. Ce noble sobriquet peint merveilleusement cet homme, toujours maître de lui, toujours au dessus de la fortune et des événemens ; il mérita également la devise qu'on voulait lui donner : *Bien dire et mieux faire*. En voyant le château où il se retira, on peut l'affirmer, sa modestie se manifeste encore ; certainement le vainqueur de Staffarde et de la Marsaille méritait une habitation plus digne du grand roi qu'il avait si bien servi. A la vérité, ce château et ce parc ne sont plus ce qu'ils étaient, il est même question maintenant de vendre par portions une partie de ce beau domaine ; mais les grands seigneurs d'alors affectaient un luxe que Catinat dédaigna toujours. Au reste, Louis XIV était au déclin de son âge, et la fortune ne lui épargnait aucune de ses rigueurs ; ce n'était plus le roi qui écrivait de sa propre main (22 août 1690), après le combat de Staffarde, une lettre pleine de grandeur et d'affectueuse reconnaissance. Il était dominé et il finit par méconnaître tout ce que valait Catinat. Cependant ce grand homme fut apprécié de ses contemporains, même les plus illustres ; certes, l'antiquité n'offre rien de plus beau, de plus admirablement simple, que ces mots que lui écrivit le grand Condé, lorsqu'il fut blessé à Senef. « Personne, monsieur, ne prend plus « d'intérêt que moi à votre blessure; il y a « si peu de gens comme vous, qu'on perd « trop quand on les perd. » Catinat méritait d'autant plus cet hommage qu'il avait une valeur calme, réfléchie, la plus difficile, la plus digne d'admiration, car elle doit tout à la raison. Les Français dans une attaque étaient vivement repoussés, le général les força de reprendre l'offensive; un officier dit à Catinat qu'ils allaient à une mort certaine, celui-ci lui répondit froidement : « Il est vrai, monsieur, la mort est devant nous, mais la honte est derrière. » Quel retentissement, à travers les siècles, aurait eu un pareil mot dans Plutarque! Catinat mourut en 1712; il conserva jusqu'à la fin la noblesse, la fermeté de son caractère, que n'altérèrent ni la faveur, ni l'adversité, ni la victoire, ni la défaite, ni l'abandon. Esprit éminemment juste, rien ne fut outré chez lui, pas même le désintéressement, pas même l'amour de l'ordre et de la simplicité. Après sa mort, comme d'ordinaire, on le vanta beaucoup, mais surtout dans la seconde moitié du dix-huitième siècle, son nom, ses vertus devinrent à la mode. Mais alors il est aisé de voir que ces éloges s'adressent au grand seigneur qui semble se rapprocher du peuple, plutôt qu'au maréchal de Catinat, disant hautement le roi, *mon maître*. Déjà l'amour d'une excessive égalité, tendant au nivellement, avait en France pénétré le corps social. Il en est encore et plus que jamais imprégné. Mais hors de l'égalité civile, droit imprescriptible et qui appartient à tous, quiconque sait apprécier sérieusement le rôle que joue la logique dans les affaires humaines, regardera l'égalité absolue comme une chimère, une déception ou un prétexte. La profonde et inaltérable différence des capacités, mettra toujours une barrière infranchissable entre les individus : un grand, un profond philosophe qui s'appelait Jean La Fontaine, nous l'a dit en vers charmans :

Jupin pour chaque état mit deux tables au monde ;
L'adroit, le vigilant et le fort sont assis
    A la première ; et les petits
    Mangent leur reste à la seconde.

Eaubonne et Sanois.

Géographiquement et historiquement parlant, on ne peut guère séparer ces deux villages, si voisins d'ailleurs l'un de l'autre. Sous le premier rapport, Sanois m'a paru plus petit, plus resserré, Eaubonne beaucoup plus grand. Son étendue est telle qu'au premier coup-d'œil, on juge sa population plus nombreuse qu'elle n'est en effet. Situé à une lieue ou quatre kilomètres environ de Montmorency, à trois quarts de lieu d'Enghien, Eaubonne est un de ces villages qui

frappent et plaisent aussitôt par la beauté
des lieux, par des maisons élégantes, des environs charmans. On est surtout ravi par la
salubrité de ce pays, due à plusieurs causes ;
un léger degré d'élévation au dessus de la
plaine, un terrain nullement humide, beaucoup d'arbres qui ne sont pas trop pressés,
des eaux pures, bien aérées, d'où l'origine
probable du nom qui lui fut donné. Ce dernier fait est des plus importans pour la santé,
et je suis de l'avis de Frédéric Hoffmann, illustre médecin du siècle dernier. Selon lui,
l'eau est de toutes les productions de la nature, celle qui approche le plus de cette *médecine universelle* que l'on a toujours cherchée
sans la trouver. Aussi, d'après le rapport
unanime des médecins, les maladies épidé-
miques sont-elles très rares à Eaubonne. Le
choléra asiatique n'y a fait aucune victime
en 1832 ; quelques cholérines, plus ou moins
opiniâtres, annonçaient seules la présence
de cette affreuse maladie dans notre climat.

L'économiste, l'administrateur et le médecin, admireront surtout deux grands lavoirs parfaitement entretenus, qui reçoivent et fournissent une grande quantité d'eaux courantes, se renouvelant par un des ruisseaux principaux de la vallée, et par d'autres moyens appliqués avec un grand discernement.

En voyant ces habitations élégantes, ces parcs, ces jardins, ces vergers qui couvrent et ornent le sol et les environs de ce charmant village, et lui donnent dans la belle saison un aspect si riant, si flatteur, pays où les journées passent vite, où l'ennui vient difficilement, on est toujours conduit aux mêmes réflexions que j'ai déjà faites, c'est que la vallée de Montmorency par sa position, sa fertilité, le voisinage de la capitale, la facilité des communications, réunit une foule d'avantages qu'on chercherait en vain ailleurs. Du reste Eaubonne eut toujours la réputation d'être un lieu extrêmement sain ; aussi, à toutes les époques, fut-il habité par des grands seigneurs et de riches propriétaires, dont quelques uns ont laissé un nom dans l'histoire. Qui ne sait que Mme d'Houdetot avait un château à Sanois et une jolie habitation à Eaubonne, près celle de Saint-Lambert? Qui ignore la violente et déplorable passion que conçut, pour cette dame, Rousseau déjà âgé de cinquante-deux ans, les lettres qu'il lui écrivit, « lettres qui ne sont pas, dit-il, de celles *que l'on brûle*, » et qui pourtant furent, je crois, livrées aux flammes. Mme d'Houdetot, à cette époque, brillait par sa douceur, son esprit, la finesse de sa conversation; elle avait publié quelques vers qui eurent du succès, et Marmontel rapporte dans ses Mémoires, qu'on l'appelait la *Sévigné de Sanois*.

On peut dire qu'il est tout à la fois honorable et cruel pour une femme d'être aimée par un homme tel que Rousseau. N'est-ce pas, en effet, à son indiscrétion, à son rare talent de style, que Mme d'Houdetot dut une célébrité qu'elle redoutait excessivement? Sa liaison avec Saint-Lambert fut hautement révélée aux salons moqueurs de Paris, à ses contemporains, et rien désormais ne peut la faire oublier. Quelles mœurs cependant que celles de certaines sociétés du dix-huitième siècle! Mme d'Houdetot ayant reçu une éducation parfaite, honorable-ment mariée, ne perdit pourtant rien de sa considération; elle fut même louée de s'en tenir exclusivement, par une sorte d'héroïsme, au premier, au seul objet de sa tendresse, cela parut admirable. Il fallait un effort, dit un historien, pour se persuader que Saint-Lambert n'était pas de la famille. Il est vrai qu'en comparant sa conduite avec celle de sa belle-sœur, Mme d'Épinay, on peut la regarder comme un modèle de sa-gesse. A cela près, rien de plus délicieux, de plus attrayant que la liaison de Mme d'Hou-detot et de Saint-Lambert; elle dura cinquante ans. Leur affection mutuelle ne les empêchait nullement de vivre dans le plus grand monde, où le piquant de leur esprit, le charme de leur société étaient justement appréciés. Marmontel en a fait un tableau qu'il est bon de rapporter. « Jamais, dit-il, deux esprits et deux âmes n'ont formé un plus parfait accord de sentimens et de pensées; mais ils se ressemblaient surtout par un aimable empressement à bien recevoir leurs amis; politesse à la fois libre, aisée, attentive, d'un goût exquis, politesse qui vient du cœur, qui va au cœur, et qui n'est bien connue que des ames sensibles. » (*Mémoires*, liv. X.) Pendant sa longue vie, l'heureux caractère de Mme d'Houdetot ne changea point; toujours bonne, toujours gracieuse, toujours spirituelle, elle mourut en janvier 1813, juste à l'époque où finirent les splendeurs de l'empire napoléonien, trente-cinq ans après la mort de l'homme de génie qui avait conçu pour elle un amour qui fut, dit-il, *le premier et l'unique* de toute sa vie.

Epinay.

Quelques personnes mettent en doute que ce bourg fasse partie de la vallée de Montmorency. Toujours est-il que placé au sud-ouest de ce pays, on ne peut guère l'en séparer. Du reste, Epinay a une population assez considérable, surtout l'été par le grand nombre de propriétaires qu'on y voit affluer de la capitale, par sa position un peu élevée qui lui permet de dominer la Seine, coulant à très peu de distance. La nature du sol, des constructions élégantes, de petites maisons bourgeoises propres et saines, des habitations de paysans où l'on voit assez rarement du fumier, des débris de voiries; une végétation luxuriante, une atmosphère facilement renouvelée, un paysage gracieux, bien dessiné, rendent ce pays aussi agréable à la vue qu'utile à la santé. Les vivres y sont abondans et d'une excellente qualité; on

trouve ici le *comfort* bien entendu, cet oreil-
ler sur lequel, quoi qu'on en dise, on berce
et l'on amortit si bien les ennuis de la vie.
Il y a certainement dans ce village, comme
dans ceux dont j'ai déjà parlé, tel bourgeois
sardanapale, qui jouit de plus de commodités, de jouissances, de plaisirs raffinés que
n'en eurent jamais de hauts et puissans seigneurs des 15e et 16e siècles (1). Les progrès
de la civilisation ont amené ce résultat, on
peut le blâmer ou s'en féliciter, mais il
faut le constater. S'il est vrai que le mot
question, soit aujourd'hui le plus employé et
le mot *solution*, le plus hors de propos, on ne
saurait nier cependant que, quand il s'agit
d'hygiène publique, les temps modernes ne
soient infiniment supérieurs aux siècles passés.

Les grands propriétaires ont sous ce

(1) En 1659, le parlement de Paris rendit un arrêt
qui permit à David Chalion de faire vendre et débi-
ter dans toutes les villes et autres lieux du royaume
que bon lui semblera, *une certaine composition qui
se nomme chocolat.*

ce rapport, quand ils le veulent, une influence marquée sur les pays qu'ils habitent, et c'est un bonheur inappréciable pour les populations, j'aurais pu en citer d'honorables exemples pour Montmorency, Eaubonne. je rappellerai seulement qu'à Epinay, feu Sommariva, d'opulente mémoire, fit commencer le desséchement et couvrir de belles plantations le grand étang de Coquenard, dont les effluves marécageux rendaient l'automne malsain, en produisant des fièvres intermittentes plus ou moins graves et pernicieuses.

Epinay a aussi ses souvenirs historiques. On assure que les rois de la première race y possédaient à peu de distance un château qui leur servait de lieu de plaisance, et au moyen duquel ils dominaient le cours de la Seine. Il y avait aussi un château qui fut habité par Gabrielle d'Estrées, sans que l'on soit d'accord sur le lieu qu'il occupait.

Dans les temps plus modernes, on sait que

7

Mme d'Epinay qui, certes, ne s'est pas peinte
en buste dans ses Mémoires, possédait le
château de la *Chevrette* où elle donna asile
à son *ours*. Mais l'humeur chagrine de Rousseau et la coquetterie singulièrement volage
de Mme d'Epinay les eurent bientôt séparés.

C'est aussi à Epinay que Lacépède possédait une très agréable habitation. Artiste,
naturaliste, écrivain distingué, grand chan-
celier de la légion-d'honneur, et philosophe,
cet homme illustre fit voir que ces divers
titres n'étaient point incompatibles. Bon,
affectueux, il eut cette rectitude du cœur
qui fait aimer le bien, et cette fermeté de
caractère qui le fait pratiquer. Modeste, stu-
dieux, il fut cependant exposé aux petites
misères de la vie littéraire ou scientifique, et
aux horribles insultes de la vie politique.
Président de la première législature, en 1791,
il avait publié deux ans auparavant la partie
des serpens, dans l'*Encyclopédie méthodique*.
Un membre de l'assemblée, mécontent sans

doute du président, dit tout haut en le dé-
signant, qu'il fallait surtout se méfier de ce
serpent à sonnette, plaisanterie calomnieuse,
appréciée comme telle par ceux même qu'elle
fit sourire. Il fut proscrit et obligé de se
cacher en 1793, et cependant personne n'é-
tait plus doux, plus bienveillant que Lacépède. Quoique d'une origine noble et illustre, il aima les sciences et fut très laborieux;
ce n'est pas de lui qu'on pouvait dire, il s'est
donné la peine de naître et la peine de vivre.
Cet excellent homme ayant une entière confiance dans la découverte de Jenner se fit
vacciner douze fois, mais inutilement, car il
mourut de la petite vérole qu'il craignait
tant, le 6 octobre 1825, âgé de soixante-neuf
ans : explique qui pourra de pareils phénomènes.

Outre les endroits dont j'ai parlé, il en est
d'autres dans la vallée de Montmorency,
tels que Deuil, Groslay, Soisy, Margency, etc.,

qui méritent également d'être signalés. Ceux
qui feront une topographie exacte du pays
ne sauraient les oublier. Mon but était de
prouver par des faits, par des souvenirs,
combien cette petite contrée mérite de fixer
l'attention des amis du doux loisir, des con-
templateurs de la nature, et surtout des malades, des êtres souffrans. On dirait que c'est
surtout pour ces derniers que la nature a
embelli avec une rare prodigalité ces lieux
si voisins de la capitale. Il est certain que
ceux qui, ayant vécu quelque temps dans ce
pays, ont su l'apprécier, s'y attachent de
plus en plus ; quand ils sont forcés de les
quitter par la fatalité, jamais par l'ennui,
il n'en est pas un seul qui ne répète ces paroles d'Alfiéri, s'éloignant des eaux de Spa :
*Quel luogo mi avea sempre lasciato un qual-
che desiderio di rivëderlo a cuor libero.* Les
considérations suivantes augmenteront et for-
tifieront ce désir.

IV.

INFLUENCE HYGIÉNIQUE
DE CERTAINS LIEUX SUR LA SANTÉ.—DISPOSI-
TIONS INDIVIDUELLES LES PLUS PROPRES
A EN RECUEILLIR LES AVANTAGES.

Je ne pense pas qu'il y ait un homme
éclairé, judicieux, d'une vie laborieuse, habitué à réfléchir sur lui-même, qui n'avoue
une sorte de soulagement lorsqu'il s'éloigne
de la capitale pour séjourner à la campagne. A moins d'être en proie à une vive
et mortelle douleur de l'âme, à ces préoccu-
pations morales qui s'acharnent après l'existence, qui est-ce qui n'éprouve pas, en quit-

tant Paris, un sentiment d'être et de bien-
être tout particulier? on est allégé, on respire
mieux, la vie semble retrempée, elle a repris
une force, une plénitude d'action qu'on n'at-
tendait plus. Est-ce un effet physique produit par l'air pur et le mouvement? Est-ce
le résultat d'un esprit plus tranquille, jouis-
sant par anticipation de la paix qu'il espère?
Je ne sais; peut-être ces deux causes agis-
sent-elles simultanément : il n'est pas rare
d'entendre des personnes valétudinaires assurer que leur appétit est devenu plus vif,
plus prononcé, leur esprit plus calme, tout
aussitôt qu'elles avaient franchi la barrière.
Au contraire, il est peu d'individus sensibles, affectueux, doués d'une imagination
un peu vive, qui, ayant habité la campagne
pendant quelque temps, n'éprouvent en arrivant à Paris des effets tout opposés. Plus
on approche, et plus la tristesse, l'incertitude, le doute du bonheur pénètrent l'esprit.
On a beau se rappeler que c'est là qu'on a

ses habitudes, ses intérêts, ses amis, qu'on
exerce sa profession, qu'on a passé une partie de sa vie, qu'en définitive tout n'a pas été
ennui, chagrin, adversité, rien n'y fait, le
démon de l'inquiétude se glisse dans l'âme,
et la torture. A mesure qu'on avance, l'air
semble plus lourd, plus difficile à respirer ;
les vapeurs âcres, méphitiques d'une infinité
de fabriques, les émanations fétides qui
s'exhalent des fumiers, des voiries, des buan-
deries, des dépôts de matière animale en décomposition, des quatre cents tombereaux
qui enlèvent les immondices de la grande
ville, frappent désagréablement les sens et
attristent l'âme. Si l'on s'arrête, on entend
au loin un bruit confus, continu, comme les
mugissemens d'une mer sourdement agitée.
On sent qu'en quittant les champs et les
bois, on va se lancer de nouveau dans
une vie tumultueuse, bruyante et bouillon-
nante, dans un foyer, toujours actif, de
passions, de vices et d'erreurs, de luttes

sans cesse renouvelées, d'intérêts toujours aux prises, et cette idée réagit nécessairement sur l'imagination; aussi en examinant les premiers visages qu'on aperçoit, semblent-ils moins calmes, moins sereins que ceux qu'on a quittés, parce qu'en effet les corps sont plus travaillés, les esprits plus actifs et plus préoccupés. Quand on pense que le temps, les intérêts, les événemens ont pressé, encaqué un million d'individus, deux ou trois millions d'animaux dans l'étroit espace de quatre lieues carrées, il ne faut pas s'étonner de pareils effets.

L'influence des lieux sur la santé est dès lors frappante, incontestable, et sans vouloir nous étendre sur cet important objet qui fut celui des méditations d'une foule de médecins, on peut assurer que le contraste est ici tellement évident qu'il faut bien admettre une extrême différence dans les causes, puisqu'elle existe dans les effets. Ce n'est pas que Paris soit aussi malsain qu'on le croit généralement, car les grandes épidémies y sont rares. Il n'est plus possible, avec un écrivain du siècle dernier, de lancer l'anathème « contre ces grandes étables d'hommes grêles, contrefaits, cadavéreux, qu'on appelle *grandes villes.* » Rien de plus rare maintenant que certaines maladies dans la capitale, surtout depuis les derniers travaux d'assainissement que l'administration a entrepris et qu'elle continue avec une louable persévérance. Ce qui à Paris fatigue le corps et l'âme, ce qui abrège la vie, c'est le travail extrême, ce sont les jouissances folles, et surtout l'activité morale portée au delà de cette mesure compatible avec l'harmonie des fonctions. Faire sa fortune et la faire le plus vite possible, sans calculer les moyens, sans une juste appréciation des forces, sans prévoir les suites pour la santé, voilà ce qui s'opère journellement. L'ambition, les plaisirs, le malheur font des vieillards de si bonne

heure! Souvent on se précipite dans des spé-
culations hasardeuses, ou dans la fange de
la débauche, puis on allume un réchaud, on
n'en peut plus de la vie et on la jette en
sacrifice ignoble aux *dieux inconnus*. Telles
sont les causes du plus grand nombre des
suicides. Car s'il était possible d'en connaître les motifs réels, on arriverait toujours à ceux dont nous avons parlé. Une
pareille recherche serait peut-être le seul
moyen de bien connaître la véritable histoire des mœurs, celle qui ne s'écrit pas.

Le climat de Paris, on ne saurait le nier,
est inconstant; rien de plus variable que sa
température; à peu de choses près, c'est un
climat qui souvent, comme celui de Londres,
ne sait jamais ce qu'il veut ni ce qu'il va devenir. Néanmoins, comme l'atmosphère y est
renouvelée sans cesse, ce climat n'est point
insalubre. Des travaux scientifiques récens
ont en effet démontré que l'air, pris à différentes hauteurs, présente les mêmes combi-

naisons d'élémens et dans les mêmes proportions que dans les endroits réputés les plus
salubres (1). On ne doit pas trop s'effrayer
de l'influence morbifique des produits de
l'industrie, comme il ne faut pas non plus
s'exagérer leur innocuité. Lorsque j'ai en-

(1) Il est fâcheux que ces travaux, admirables par
leur précision, n'aient cependant pour résultat que de
constater les proportions des gaz de notre atmosphère.
Ne serait-il pas maintenant à désirer de donner pour
but à ces recherches la solution de deux questions importantes : la première, comment l'atmosphère est-
elle le plus puissant dissolvant de la nature, le grand
réservoir, le menstrue universel de toutes les sub-
stances à l'état de gaz ; c'est-là, en effet, où la nature
les reprend immédiatement pour en composer de nouveaux êtres, de nouveaux touts. Un chêne de trente
mètres de hauteur ne doit presque rien à la terre.
Dans la seconde question, il faudrait rechercher pourquoi la nature a prodigué, dans notre atmosphère,
l'azote, gaz irrespirable, méphitique, tandis que l'oxigène ne s'y trouve que dans une minime proportion.
Il n'est pas possible de croire que le premier n'entre
dans la combinaison atmosphérique que pour adou-
cir le second et le rendre plus apte à la fonction de
l'hématose. On voit combien de hauts problèmes de
physique vitale se rattachent à ces simples questions.

tendu Parent du Châtelet, dont les travaux
d'hygiène publique sont d'ailleurs si dignes
d'intérêt, soutenir, à l'Académie de Médecine, que les émanations putrides de Mont-
faucon n'exerçaient aucune influence délétère
sur la santé; qu'il avait vu la femme d'un
équarisseur et ses deux petits enfans, se mettre impunément à l'abri dans une carcasse
de cheval en décomposition, chaque fois qu'ils
étaient menacés d'une averse, je crains fort
qu'il n'y ait là une hypothèse à la place d'une
démonstration. D'ailleurs, nos instrumens de
physique et de chimie sont loin d'avoir acquis une perfection telle qu'on puisse saisir
et reconnaître les miasmes dangereux qui
s'élèvent de certains corps. Les effluves marécageux sont si peu perceptibles qu'on en
a nié l'existence. Analysez l'air d'une salle
de spectacle où se trouve une nombreuse réunion, c'est à peine si l'on trouve quelque
différence avec celui pris sur le haut d'une
colline; est-il donc aussi pur? Ne doit-

on pas trembler, au contraire, en pensant que l'air qu'on respire alors dans cette salle a passé et repassé plus de mille fois dans les poumons de ceux qui nous pressent ou nous entourent, qu'il y a subi de nombreuses altérations? Il faut, en vérité, que la nature ait de bien puissantes ressources pour neutraliser de si dangereuses causes de maladies. Toujours est-il que ce qu'il y a de plus nuisible, soit dans les lieux qu'on habite, soit dans les hôpitaux, les prisons, les voiries, échappe à nos investigations scientifiques. Il n'y a que nos sens, et à leur défaut l'expérience médicale, qui nous apprenne la présence, le danger des miasmes qui, répandus dans l'atmosphère, absorbés par le corps, pénètrent dans le sang, et changent dans un temps donné les conditions vitales indispensables à la santé.

Si on en croit les physiciens, il faut près de deux mètres cubes d'espace à l'homme pour respirer pendant une heure, et seize

8

mètres cubes d'air par vingt-quatre heures.
Mais Rumfort, ce célèbre physicien, inven-
teur de tant de choses utiles, assure qu'un
homme atteint d'une fièvre grave, ayant des
mouvemens accélérés de la poitrine, en con-
somme bien davantage, sans néanmoins que
ce savant en ait précisé le volume. Au reste,
toutes ces proportions plus ou moins va-
riables des élémens de l'atmosphère ne suffi-
raient pas pour entretenir la santé, si cette
atmosphère n'était pas continuellement renouvelée. Les courans d'air en sont les puri-
ficateurs par excellence. Il est reconnu que
de tous les moyens désinfectans, le plus certain est à coup sûr le fréquent renouvellement de l'air. La ventilation agit non seulement en déplaçant les miasmes dangereux,
les molécules septiques, mais en les décom-
posant avec rapidité. Voyez l'eau la plus
pure, la plus limpide, la plus convenable à la
nourriture : aussitôt qu'elle reste stagnante,
elle se décompose et acquiert des qualités

malfaisantes. Il en est absolument de même
de l'air atmosphérique ; s'il n'était pas renouvelé et fréquemment, il tarderait peu à devenir nuisible aux animaux qui le respirent ;
la sanguification en souffre, et par suite toute
l'économie.

Mais ces effets délétères augmentent singulièrement lorsqu'à la stagnation de l'air se
joint l'obscurité. L'homme qui vit habituellement dans l'obscurité, dans le demi-jour, est
ordinairement pâle, étiolé, bouffi, sans force,
il ne vit qu'à demi. L'influence régénératrice
du soleil se manifeste par des effets opposés.
Le paysan, continuellement exposé à l'action
des rayons lumineux, est brun, vigoureux et
maigre ; il a la fibre sèche et fortement con-
tractile. Les animaux nocturnes ont, en général, le caractère triste, l'extérieur morne,
quelque chose de dangereux, de perfide, tandis que ceux qui vivent sous l'influence so-
laire sont vifs et agiles ; leur éclat, leur beauté
sont remarquables. Aussi chaleur, lumière

et vie sont pour ainsi dire synonymes ; ce sont des moyens et des fins qui se nécessitent mutuellement. Quoi qu'on fasse, ces causes physiques de la santé ne sont et ne peuvent jamais être au même degré dans les grandes villes que dans les campagnes, sur les collines et les hautes montagnes, au bord de la mer ou sur les belles plages de l'Océan. De là l'influence hygiénique des lieux sur l'économie, influence qu'on ne peut cependant apprécier que par la connaissance parfaite du climat, des variations de la température, de la direction particulière des vents, de la nature du sol, d'une foule d'autres circonstances dont l'ensemble agit toujours avec certitude, parce qu'il agit avec persévérance. Rien donc de mieux démontré qu'en quittant une grande ville où l'on est enfermé, condamné à vivre dans la pierre, entre la boue et la tuile, dans les gaz délétères, la poussière, le brouillard, au milieu des émanations de toute espèce, où l'air, dans les

habitations n'est renouvelé que rarement,
par instans et par fractions, on éprouve une
sorte de rénovation d'existence quand on
respire l'air pur de la campagne. C'est alors
que l'air est facilement agité, renouvelé, pu-
rifié, que la lumière et le soleil vous inondent
et vous pénètrent de toutes parts, avantages
toujours augmentés par le plaisir d'être loin
de la ville, de sa rumeur importune, de ses
malfaisantes exhalaisons, de ses dangers, de
ses embarras, de l'oisiveté affairée de la
foule et de ces sinistres clameurs qui bruis-
sent parfois au fond des masses populaires.

Mais cette influence des lieux est encore
plus marquée sur les montagnes; on en sent
facilement la raison. Non seulement le corps,
mais l'esprit acquièrent alors une énergie
qu'on n'a certainement pas dans les plaines
basses et humides. C'est une vérité presque
vulgaire et que beaucoup de voyageurs ont ex-
primée avec plus ou moins de force ou d'originalité. « J'ai souvent éprouvé, dit Ramond,

que sur les montagnes on est plus entreprenant, plus fort, moins timide, et que l'âme se
met à l'unisson des grands objets qui l'entourent. Je me rappelle que j'avais, sur ces hauteurs (les Alpes), des idées et des sentimens
que j'aurais peut être exprimés alors, mais
que maintenant je serais non-seulement dans
l'impossibilité d'exprimer, mais incapable de
me retracer avec quelque force. Jamais je ne
suis descendu de ces sommets, sans éprouver qu'un poids retombait sur moi, que mes
organes s'obstruaient, que mes forces dimi-
nuaient, et que mes idées s'obscurcissaient ;
j'étais dans la situation où se trouverait un
homme qui serait rendu à la faiblesse de ses
sens humains, après l'instant où ses yeux
dessillés par un être supérieur, auraient joui
du spectacle des merveilles cachées qui nous
entourent. » (Notes sur le voyage de William
Coxe, Paris, 1781.) Toutefois il n'est pas
toujours nécessaire de gravir de hautes montagnes pour éprouver la salutaire influence

de certains lieux : les champs , les bois, le bord des fleuves, de riantes campagnes suffisent souvent pour obtenir les plus heureux résultats. L'influence hygiénique de ces lieux, pour être moins forte et pénétrante, n'en est pas moins active, surtout parce qu'elle est plus prolongée. Outre la pureté de l'air, l'exercice du corps, une nourriture simple et saine, c'est la quiétude de l'esprit, c'est le contentement de soi et des autres, c'est une vie calme, unie, reposée, qui entrent pour leur part dans le sentiment de bien être qu'on éprouve. Par cela même aussi que la pensée est plus libre, elle devient plus développée, plus énergique, elle s'élance plus haut et plus loin. Il est reconnu dès la plus haute antiquité que les philosophes, les artistes, les poètes puisent, dans la solitude des lieux champêtres, la profondeur de réflexion, la vigueur du premier élan, la verve et l'éclat d'expression qui passent ensuite dans leurs ouvrages. *Les beaux vers sont sacrés...*, rien

de plus vrai , mais ils ne sont inspirés que
dans le silence des beaux lieux , à l'aspect
des grands spectacles de la nature , c'est la
source de toute poésie d'initiative et d'inspiration. Même pour ceux dont l'imagination
s'exalte facilement, l'influence des lieux n'est
pas sans charmes et sans puissance. Écou-
tons Rousseau travaillant à son *Emile* dans les
jardins du maréchal de Luxembourg. « C'est
dans cette profonde et délicieuse solitude,
dit-il, qu'au milieu des bois et des eaux, aux
concerts des oiseaux de toute espèce, au
parfum de la fleur d'orange, je composai
dans une continuelle extase le cinquième
livre de l'*Emile*, dont je dus, en grande partie, le coloris assez frais, à la vive impression du local où je l'écrivais. »(*Conf.* liv, x).
Si chaque artiste , chaque homme de lettres ,
cherchait bien dans ses souvenirs, il trouverait que ses plus belles inspirations, ses motifs les plus heureux, ses pages les mieux
écrites, l'ont été dans des lieux où il se plai-

sait, surtout loin des villes, dans le recueil-
lement et le bien-être de la campagne. C'est
là que le philosophe consultant le livre des
livres, celui de la nature, s'élève sans effort
à de hautes pensées, entraîné lui-même par
l'aspect des lieux, dont la grandeur et la
beauté le charment. Dieu, l'homme, l'éter-
nité, la fin, le but de notre destinée, ce nouveau monde que nous cherchons tous, comme
Christophe Colomb, patrie mystérieuse vers
laquelle nous pousse incessamment le curieux
instinct de notre divine nature, tels sont les
objets sur lesquels la pensée s'arrête sans
cesse. Prompt à saisir les phénomènes de la
nature dans leurs développemens les plus
humbles et les plus modestes, comme dans
leurs manifestations les plus éclatantes, l'observateur voit plus facilement l'ensemble, il
saisit dès lors la véritable perspective de la
vie humaine, ce tableau mobile et varié où la
mort est toujours sur le dernier plan.

Quelquefois, il est vrai, la brillante *Folle*

du logis prend son essor ; le philosophe donne carrière à des idées qui ne sont plus rigoureusement appuyées sur l'observation des faits ; il parcourt le pays de la rêverie, il se complaît dans ces mystères ou gracieux, ou terribles, ou insaisissables du monde fantastique, ou bien il s'efforce de pénétrer dans la science abstruse de l'essence des êtres : eh bien ! c'est encore là une source de jouissances, et cette source ne tarit pas. Il arrive même que ces idées si étranges d'abord se transforment en principes, et, de leur application fausse ou juste, naissent ou le bonheur de la société, ou les révolutions qui l'agitent pendant de longues années. Le *Contrat social*, cette magnifique utopie républicaine qui a soulevé tant de graves et de redoutables questions, a été conçu, médité, écrit au milieu des bois, sur les bords des ruisseaux, pendant les délicieuses promenades de son auteur.

Les sciences elles-mêmes doivent souvent

leurs progrès aux méditations faites dans la paix et la solitude des campagnes. Les forces de la nature, ses ressources, la lutte de l'esprit contre la matière, y semblent mieux connues et appréciées. Aucune science ne se forme d'un seul jet, ni par une subite inspiration ; cependant leur accroissement dépend souvent d'un principe fondamental que la réflexion approfondie peut seule enfanter. C'est pendant ses méditations à la campagne, que Newton découvrit, dans la chute d'une pomme, et qu'il formula la *loi* qui régit l'univers. C'est par cette loi que les êtres se lient aux êtres, les mondes aux mondes, et qu'il est possible d'expliquer les cycles sans fin des transformations de la matière. Presque toutes les découvertes, les systèmes, les théories, les doctrines, les lois, les opinions qui ont éclairé, séduit, agité, conduit ou trompé les hommes, ont été conçus dans des lieux retirés ; il y a peu d'exceptions et l'on pourrait admettre en principe que chaque fruit politique, religieux, philosophique ou scientifique, a son lieu, son climat, sa saison.

Mais quittant ces considérations pour rentrer dans notre sujet, nous demanderons si l'influence hygiénique des lieux ne s'exerce pas spécialement sur notre économie et sur la santé. A moins de se renfermer dans le cercle d'une pratique banale et automatique, il n'est pas de médecin qui ne conseille, quand cela est possible, le séjour à la campagne; l'expérience n'a-t-elle pas en effet prouvé que dans bien des cas il n'est pas de moyen thérapeutique plus efficace. A égalité de pureté, il est démontré que le seul *changement d'air* produit de bons effets ; or, que sera-ce si le changement est en mieux? Car, s'il est vrai que l'action nerveuse ne soit que l'action électrique *animalisée*, on doit penser que cette action aura toute son énergie dans une belle campagne, dans une atmosphère d'une incontestable salubrité. Une puissance secrète et voilée y répand, pour ainsi dire, un esprit de

vie, un mouvement de fécondité qui en renouvelle à chaque instant les merveilles. Les
ressources immédiates de la médecine sont
assez bornées, tandis que celles que présentent la nature dans son développement et sa vigueur, sont incalculables. Il ne s'agit que de
les employer avec discernement et surtout
avec persévérance. La même force qui donne
la beauté aux fleurs, la saveur aux fruits, la
rosée aux plantes, la solidité au chêne, vivi-
fie des corps flétris, usés par la maladie. Un
air tiède et pur, un chaud rayon de soleil, de
doux parfums exhalés des champs et des
bois ont, indépendamment des autres moyens
connus de la science, une puissance médi-
catrice que rien n'égale. Cela est tellement
vrai que si le séjour prolongé à la campagne,
aidé d'une sage combinaison de régime,
d'exercice, de sommeil, ne rétablit pas un
malade, c'en est fait, sa santé est à jamais
perdue.

La vie humaine considérée dans ses phéno-

mènes physiques, n'est autre chose qu'une
création et un anéantissement continus, avec
persistance de l'unité morale, du MOI ; c'est
un combat non interrompu entre la force
chimique dissolvante et le principe de vie
qui unit tout, résiste à tout dans une période
de temps donné. Il faut donc trouver dans
l'hygiène les moyens de soutenir la lutte du
principe vital contre les causes qui tendent
sans cesse à détruire l'économie d'une manière sourde ou patente. Or, nulle part ces
moyens n'ont plus de puissance que dans certains lieux champêtres, non-seulement par
leur salubrité, mais encore par un ensemble
de choses dont l'action est toujours bienfaisante au corps humain. S'il est permis de se
citer soi-même, voici ce que l'auteur de cet
essai a écrit dans un autre travail : « La pureté de l'air, l'aspect de la verdure, et aussi
le charme mystérieux de la campagne auquel
nul homme, quelque besoin qu'il se soit fait
de la vie active des cités, ne se soustrait

jamais entièrement, prédisposent déjà au
bien-être. Le repos de la nature a je ne sais
quoi qui se communique à l'esprit ; dès lors
se calme cette irritation habituelle, cette im-
patience maladive, propres à ceux qui exer-
cent fortement l'intelligence. Un certain apai-
sement de cœur se manifeste ; la sensibilité
y est moins excitée, moins provoquée. Si les
passions grondent encore, elles y perdent
certainement de leur ardeur, de leur âpreté;
il semble qu'on y parle de ses ennemis avec
moins de ressentiment, de la chose publique
avec plus de sang-froid, de la fortune avec
plus d'indifférence. On ne voit plus que dans
le lointain ces formes menteuses, ces ano-
malies sociales, véritable tourment journalier
pour certains esprits. L'économie participe
bientôt à cet état de bien-être, ou plutôt la
santé s'améliorant, il y a plus de satisfaction
morale. Les organes gagnent de la force, du
mouvement, de la plénitude d'action; les nerfs
se détendent pour ainsi dire, le cerveau s'é-

panouit, le sang se rafraîchit, la transpiration est plus égale et plus active; le corps devient agile, vigoureux ; on le sent imprégné
de chaleur et de lumière, pénétré de cette
puissance électrique dont les irradiations actives entraînent, assemblent et divisent les
élémens. La santé a passé dans le sang avec
l'atmosphère où l'on est plongé et dont on
se sature. Enfin le temps semble moins rapide, la vie plus permanente ; on vit plus,
on vit mieux, on vit pour ainsi dire de sa propre vie, car le principe en est rallumé et
doucement activé (1). »

On voit qu'aux avantages physiques de la
campagne se joint presque toujours une tranquillité morale qui en double l'efficacité médicale. Ainsi le développement, le raffermisse-

(1) *Physiologie et hygiène* des hommes livrés aux
travaux de l'esprit ; ou recherches sur le physique et
le moral, les habitudes, les maladies et le régime des
gens de lettres, artistes, savans, hommes d'état, juris-
consultes, administrateurs, etc., (troisième édition,
Paris, 1839).

ment harmonique de nos facultés qui semble
ne servir d'abord qu'à l'esprit, contribuent
encore à cette paix de l'âme qui constitue le
bonheur, puis à cet accord de fonctions qui
conserve ou ranime la santé en prolongeant
l'existence. Cherchez maintenant une pareille réunion d'avantages dans les grandes
villes réputées les plus saines? *Vivre vite,* ce
principe si connu, si expressif et si fatal ne
peut être appliqué dans les circonstances
heureuses dont nous avons parlé. Au contraire on vit plus lentement et par cela même
plus en concordance avec les lois de l'économie, et ceci est d'autant plus à remarquer
qu'aujourd'hui les causes de destruction vitale semblent augmenter en nombre et en
intensité. Les intérêts, les passions, le culte
de l'or, cette démonolâtrie de notre époque,
en un mot ce qui compose le tourbillon social, ont pris un tel ascendant sur notre frêle
machine, que ses ressorts ne résistent que
bien difficilement. Si on ne succombe pas

immédiatement, on souffre, on languit une grande partie de l'existence. Aussi la vie moyenne des habitans des villes, est-elle hors de proportion avec les moyens qu'on y trouve de la rendre heureuse; par une inconcevable fatalité, il y a toujours ou excès ou privations. Si on allègue que les paysans ne vivent guère plus que les habitans des villes, il est facile de trouver chez eux d'autres causes de destruction vitale. Des travaux excessifs, résultat de la misère ou de la cupidité, l'ivrognerie, une insigne malpropreté, l'ignorance des plus simples lois de l'hygiène, etc., compensent et au-delà les avantages du lieu, du climat, de l'air pur, l'exercice, etc.

Au reste, la bienfaisante influence des lieux est relative à la constitution individuelle, ainsi qu'à la nature même de la maladie. Voulez-vous qu'un enfant devienne robuste? soumettez-le autant que possible à l'action d'un climat sain, même rude et âpre;

vous en ferez un homme aussi vigoureux par l'intelligence que par le physique. On sait jusqu'à quel point les anciens ont étudié l'hygiène, et quels étaient, sur ces objets, leurs principes d'éducation. Ce n'était point l'*esprit*, ce n'était pas le *corps*, que l'on voulait former, dit Montaigne, c'était l'un et l'autre, comme deux compagnons capables d'affronter ensemble les travaux et les souffrances de la vie. Mais si cet enfant est débile, pâle, étiolé, hâtez-vous de le transporter dans des lieux sains, où l'air vif, pur, chaud, où les rayons d'un soleil vivifiant ranimeront la puissance vitale, infuseront dans les organes la force et la vie. Un habile praticien, le docteur Baudelocque, insiste sur la nécessité de tenir les enfans faibles, malingres, dans des endroits très aérés. Il attribue, non sans raison, l'existence et le développement du principe scrofuleux, aux habitations peu aérées. « Quelque mal choisie et peu substantielle, dit-il, que soit la nourriture, quelque négligés que puissent être les soins de propreté, quels que soient la nature des vêtemens et leur rapport avec la température, quels que soient le climat, l'exercice auquel on se livre, la durée du sommeil et de la veille , si l'habitation que l'on occupe est placée dans un lieu où l'air se renouvelle facilement , où les rayons solaires arrivent directement; si cette habitation suffisamment aërée, éclairée, est d'une étendue proportionnée au nombre de personnes qui y demeurent, on ne verra point la maladie scrofuleuse s'y développer. » (*Mémoire* sur le traitement de la maladie scrofuleuse, etc., 1833, par A. Baudelocque.)

L'influence des lieux sur la santé se fait aussi remarquer dans l'âge plus avancé, surtout quand l'énergie vitale est de bonne heure épuisée. C'est ce que les médecins observent dans ces tempéramens que les travaux, les veilles, les jouissances, les mauvaises passions, les chagrins, l'anxiété d'une fortune orageuse, ont miné, altéré plus ou moins radicalement. Que de pareils individus soient en outre doués d'une intelligence active, c'est un supplice ajouté à leurs tourmens; comment les forces physiques répondraient-elles aux besoins de l'imagination! On tombe alors dans cet affaissement de corps et d'âme dont se plaint si amèrement Brébeuf à son ami Duhamel, assurant que *c'était une étrange disgrâce d'avoir un corps dont l'esprit ne se pouvait servir.* Cette cruelle disposition se trouve surtout chez les individus éminemment nerveux, dont l'état perpétuel de malaise est d'autant plus cruel que bien des personnes en nient la réalité. Souvent le monde fait presque un crime à ces malades de ne pas se bien porter. Mais dans la paix et le silence des lieux isolés, dans les asiles champêtres, on voit néanmoins ces malades vivre, se fortifier, se sentir à l'aise; combien il en est autrement dans l'agitation des grandes villes où il semble que la souffrance soit répartie en raison inverse des facultés de bonheur qu'on a reçues de Dieu.

C'est surtout parmi les femmes d'une imagination active, que les médecins trouvent ce genre de maladies, si obscures dans leur origine, toujours si difficiles à guérir ; et pourtant ces corps délicats, ces natures frêles et nerveuses, toutes de feu, d'exquise sensibilité, de malaise physique et moral, énervées, ennuyées, en proie à une espèce de sentimentalisme morbide, indéfinissable, souvent encore à la pire des tristesses, la tristesse sans raison, trouvent de l'allégement dans la tranquillité des champs, un air pur, une nourriture graduellement substantielle. Pourvu qu'elles adoptent ce mode d'existence, qu'elles s'y conforment, que surtout le dangereux et fatal besoin des émotions vives, ne les persécute pas dans leur solitude, bientôt le corps se retrempe, les organes se raffermissent, et chaque instant de la vie n'est pas compté par autant de douleurs. Le repos

seul peut suffire dans bien des cas et Mme de
Sévigné en fait la remarque pour une de ses
amies. « Mme de Lafayette, dit-elle, s'en va
demain à une petite maison auprès de Meu-
don où elle a déjà été, elle y passera quinze
jours comme suspendue entre le ciel et
la terre; elle ne veut pas penser, ni parler, ni répondre, ni écouter; elle est fa-
tiguée de dire bonjour et bonsoir; elle a tous
les jours la fièvre, et le repos la guérit; il lui
faut donc du repos. » Mme de Lafayette avait
un anévrisme au cœur, et, avec ce repos, elle
vécut encore assez longtemps; elle disait :
C'est assez que d'être. Toutefois quand il
est possible de joindre l'exercice du corps
au repos de l'esprit, le rétablissement de la
santé n'en est que plus rapide. Tronchin se
vantait avec raison d'avoir guéri une infinité
de grandes dames de la cour, uniquement
pour les avoir forcées à *marcher elles-mêmes.*
Si les forces ne permettent pas cet exercice,
l'équitation y supplée merveilleusement. Il

est peu de moyens thérapeutiques dont l'efficacité soit plus généralement reconnue que
celui dont nous parlons. Je ne sais quel observateur morose a dit, que les femmes qui
aiment à monter à cheval ont rarement beaucoup de tendresse. « Ce sont, dit-il, pour la
plupart, des amazones auxquelles il manque
une mamelle.» Ce jugement sévère et probablement sans équité n'est nullement applicable aux femmes qui s'adonnent à l'é-
quitation pour le rétablissement de leur
santé; or c'est le plus grand nombre. Beaucoup de Parisiennes, modèles de courage et
de patience, ainsi que de grâces et de coquetterie, en offrent de fréquens exemples
aux médecins. Le grand et profond Stalh, qui
s'est occupé de tant d'objets de la science,
n'a nullement dédaigné de faire une savante
dissertation sur *les malades délicats* (*de tene-
ris ægris*, Halle, 1708.); il n'ignorait pas que
cette classe est plus nombreuse qu'on ne
croit. Ainsi, d'après tous les observateurs,

l'embonpoint maladif ou la maigreur extrême, la pléthore sanguine ou la pâleur
fade et mate qui annoncent chez les femmes
quelqu'une de ces maladies que le luxe et
l'oisiveté couvent, pour ainsi dire, sous leurs
ailes, prouvent aussi qu'elles ont besoin de
s'éloigner des villes, de respirer l'air pur et
libre des campagnes. En choisissant des
lieux conformes à l'indication médicale bien
saisie, il est rare qu'on n'obtienne pas d'incontestables avantages.

Mais si l'on veut apprécier complétement
l'influence hygiénique de certains lieux sur
la santé, il faut en examiner les résultats au
déclin de la vie. La vieillesse, ce *fardeau plus
pesant que l'Etna*, comme dit un ancien, est
principalement soumise à ces influences nuisibles ou avantageuses. La faiblesse sénile
n'est pas une maladie, mais elle prédispose à
toutes les maladies. Qui pourrait s'en étonner? Le corps fléchit de toutes parts, car
chaque organe perd de sa force, de son vo-

lume, de son énergie ; le cœur a moins de
contractilité, les artères diminuent de volume ; le sang qu'elles contiennent, le véritable sang nutritif, est moins abondant et
moins riche. De tous côtés se préparent des
obstacles à la circulation; la peau est sèche,
rugueuse , froide , presque imperméable à
la transpiration , cette salutaire exhalation
du superflu des humeurs ; les os deviennent
compactes et fragiles; le squelette se courbe,
la stature s'abaisse ; les muscles se roidis-
sent, le cerveau lui-même diminue d'étendue, de force et d'activité.

Mais de tous les organes, ceux qui semblent le plus radicalement atteints, ce sont
les poumons, précisément le siége où s'opère
la revivification du sang par l'inspiration de
l'air atmosphérique. Les poumons sont peu
à peu frappés d'une sorte d'*atrophie* ou diminution, soit dans leur totalité, soit par
l'agrandissement et le moindre nombre de
leurs cellules , en même temps qu'il y a

rétrécissement et affaissement du thorax.
Les conduits aérifères sont en outre tapissés
d'un excès de mucosités qui, s'interposant
continuellement entre l'air et l'organe, diminuent l'action réparatrice du premier en
limitant son absorption. De là un sang im-
parfait, moins vitalisé, une action nutritive
moins énergique, la détérioration progres-
sive de l'économie, l'engourdissement, la
maigreur des organes, la diminution générale des forces, etc.

O vieillard! que de morts avant que de mourir.

Toutefois, cette action incessante de la
mort qui s'étend graduellement et fatalement
sur chaque partie de notre être peut s'activer ou se ralentir d'après les circonstances
hygiéniques auxquelles on se soumet. Ceci
est une vérité aussi démontrée qu'une pro-
position de géométrie. Ainsi quand la nature,
par l'affaiblissement de nos facultés, nous
avertit du rapide déclin de la vie, lorsque la

main du Temps nous a pour ainsi dire dé-
composés pièce à pièce, il reste encore des
moyens de neutraliser, de retarder jusqu'à
un certain point le mouvement de destruction. Un des premiers, peut-être le plus puissant, est de respirer continuellement un air
pur, bien oxigéné, souvent renouvelé. C'est
l'élixir vital par excellence. Il en pénètre
toujours une partie, même à l'âge avancé,
dans les dernières profondeurs du poumon,
ce qui soutient et ranime d'autant plus la
vie. Telle est la cause qui fait que les mon-
tagnards, dans leur vieillesse, ont une force,
une alacrité, une pertinacité d'existence que
n'ont pas les habitans de la plaine, beaucoup
moins encore ceux des villes, observation
qui remonte aux faits observés dès la plus
haute antiquité.

Cette dernière remarque nous conduit à
rappeler que l'influence des lieux sur la
santé est constamment relative à ces lieux
mêmes; car c'est un fait devenu vulgaire,

que notre économie se moule aux milieux
qui l'entourent. Cependant, si cette action est
puissante sur des individus sains, vigoureux,
que sera-ce sur des corps malades et souffrans? Il est certain que dans les vallées des
Hautes-Alpes, près des glaciers de Bionnas-
say ou de Trez-la-Tête, sur les sommets du
Grimsel, du Mont-Blanc, de la Yungfrau,
dans les fertiles plaines de la Lombardie,
sur les rochers abruptes de la Sierra-Mo-
rena, dans les plaines brûlantes de l'Anda-
lousie, le corps humain, dans son état ordinaire, éprouve des modifications aussi profondes que variées; mais elles sont plus forcées, plus évidentes encore quand il existe
un état de faiblesse et d'épuisement, résultat d'une maladie. Qui ne sait, d'ailleurs, que
l'impressionnabilité est souvent en raison
directe de la faiblesse organique? Alors
toute influence extérieure agit en bien ou en
mal et fortement sur l'économie; les phénomènes météorologiques les plus ordinaires,

l'air, les eaux, le brouillard, la sérénité d'un
beau jour, l'obscurité des nuits, la sombre
clarté de la lune, le vent, la tempête, etc.,
tous ont leurs effets plus ou moins évidens,
mais réels et constans. De là l'importance de
choisir avec discernement les lieux où l'on
envoie des malades, et le soin de ne pas les
condamner, à moins de motifs bien évidens,
à faire des voyages fatigans et dangereux.
C'est méconnaître les ressources de la nature ou bien n'en faire qu'un emploi contra-
dictoire et peu réfléchi.

Je n'ignore pas que l'air pur qu'on respire à la campagne ne suffit pas, même
pour les personnes bien portantes; il faut
seconder son action salutaire par un régime
bien entendu, par un exercice régulier, et
surtout par un travail doux, utile, au moyen
duquel on échappe à l'oisiveté qui corrompt
les heures, et à l'ennui qui les éternise. Mais
pour un malade dont souvent le seul bonheur
est de vivre en paix, dont l'unique espoir

est de respirer un air éminemment pur, on
sent combien il faut apporter de prudence
dans le choix du lieu. Les précautions les
plus multipliées ne sont ici nullement su-
perflues, et l'homme insouciant qui les néglige ne tarde guère à voir aggraver ses
maux. Méconnaître un principe, c'est s'exposer à des conséquences dangereuses : a-t-
on droit de se plaindre d'une addition quand
on a mal posé les chiffres? Ajoutons que,
dans la fièvre d'agitation des villes, on se
sent vivre malgré soi trop vivement, trop
impétueusement ; l'économie est ébranlée, fa-
tiguée, on s'en aperçoit à peine, on n'entend
point les ressorts qui s'usent graduellement,
ou se brisent tout à coup. C'est autre chose
dans la paix des campagnes ; là, rien n'é-
chappe à la réflexion, à l'attention toujours
tendue du malade, et s'il s'aperçoit qu'il
s'est ou qu'on l'a trompé sur la salubrité du
lieu, sur les avantages qu'il en espérait, la
crainte s'empare de lui et sa maladie redou-

ble parfois de violence, en raison du mé-
compte éprouvé.

En général, on peut affirmer que les conditions hygiéniques les plus favorables sont
la pureté de l'air, son renouvellement facile, la douceur de la température ; que le
sol ne soit point humide, qu'on le trouve
abrité contre les vents du nord et de l'ouest,
enfin qu'il soit d'un aspect agréable, qui
flatte la vue et récrée l'esprit. Voilà bien
des conditions, et il est rare de les trouver
réunies. Je sais d'ailleurs qu'on a tant de
peine à être et surtout à se croire heureux,
qu'il ne faut pas être trop difficile sur les
moyens, ni sur les lieux ; mais quand la
santé est compromise, je le répète, on ne saurait examiner, comparer, vérifier avec trop
de soin et de réflexion. Que les infortunés qui
vont demander à la riche et puissante nature son souffle bienfaisant pour ranimer
leurs forces, redonner à leur sang les élémens de vie qu'il a perdus, se persuadent

donc bien de l'importance à choisir les lieux
où ils espèrent se rétablir. Un examen ap-
profondi est d'autant plus nécessaire qu'un
milieu atmosphérique qui convient à l'un est
nuisible à l'autre, dans des circonstances
connues, déterminées. Gilchrist (1) remarque, avec raison, que l'air de la mer, indépendamment de sa pureté, de son renouvellement continuel, est chargé de particules
salines. Cette disposition, pour ainsi dire
spéciale, et favorable à certaines constitu-
tions, devient nuisible à d'autres. Or, cette
remarque peut s'appliquer à une infinité
de cas. Ainsi la poitrine est-elle délicate,
irritable, par quelque cause que ce soit, il
est indispensable de passer l'hiver dans un
pays chaud ; mais, dans l'été, l'atmosphère
de cette même région, devient trop brûlante,
trop sèche, trop absorbante. C'est alors
qu'il convient de respirer un air plus tem-

(1) *Utilité des voyages sur mer*, etc., ouvrage tra-
duit de l'anglais, par Bourru, Paris, 1770.

péré, semblable à celui que l'on respire
dans nos climats. A mon sens, il n'en est
pas de préférable à la vallée de Montmorency. Variée, fertile, agréable, aucune température extrême ne s'y fait ressentir, parce
qu'il n'y a ni montagnes élevées, ni vallées
profondes. Ce qu'on y trouve par dessus tout,
ce sont les bois, les lieux ombragés ; mais
qui aurait le courage de s'en plaindre?
Existe-t-il un lieu plus propre à rétablir la
santé qu'une belle forêt, quand l'air y circule
pleinement et librement? Quel malade n'en
a pas ressenti la douce et pénétrante influence? Tout contribue ici à produire de
salutaires effets. La lumière, le soleil, l'ombre, l'agitation modérée de l'air, le silence
protecteur de la pensée, le chant des oiseaux, le frémissement du feuillage, des ga-
zons toujours verts, de frais tapis de mousse,
un certain parfum composé de mille odeurs
qui s'exhalent des arbres, des herbes, et
d'une sève printanière vigoureuse, forment

un ensemble de sensations qui toutes reposent l'imagination, calment l'ardeur du sang, détendent les ressorts de l'économie. Dans bien des cas, il n'est pas de remède comparable à une heure de promenade sous un ciel pur et dans un lieu planté de beaux arbres. Si le charme de la campagne s'étend à tous les temps, à tous les lieux, à tous les âges, il est presque entièrement dû aux arbres. Les ames cruelles même n'y sont pas insensibles. Le farouche Danton s'écriait dans son cachot : *Ah ! si je pouvais voir un arbre !* On dit que l'air est ordinairement saturé d'humidité dans les forêts, cela est vrai dans certaines circonstances ; mais outre que cet effet n'a pas lieu dans les terrains secs, sur le penchant des collines, dans les étés chauds, il est beaucoup d'endroits, de clairières où les rayons du soleil pénètrent aisément ; ajoutons que les malades prudens s'abstiennent de s'y promener le soir et la nuit.

Les bois aident physiquement et chimique-
ment à l'assainissement de l'air ; ils contribuent à embellir les lieux champêtres non-
seulement par leur aspect, leur ombrage,
mais il semble qu'ils sont liés aux sentimens
les plus élevés, les plus puissans ; ils rappel-
lent au repos, à l'étude, aux souvenirs de l'a-
mitié, aux plus tendres affections, toujours
ineffaçables chez ceux qui, malgré les préoc-
cupations sociales, sont encore doués de la
mémoire du cœur. Les plus beaux temples
chez les anciens, les lieux destinés à la philosophie, aux oracles divins, au rétablissement des malades, étaient environnés de bois
touffus, longtemps consacrés par le respect
des peuples. La médecine et la poésie, issues
du même Dieu, dans la religion des anciens,
sont ici parfaitement d'accord. Rien ne prouve
mieux dès lors les immenses avantages qu'on
retire du séjour à la campagne, quand le
corps souffre et que l'esprit lui-même est
atteint par la douleur. Infortunés qui aspirez

si vivement à la santé, hypochondriaques qui cherchez le repos d'imagination, le sentiment du bien-être, voluptueux viveurs épuisés par les excès, vieillards débilités par les travaux ou les jouissances, pauvres rachitiques pâles et blafards, jeunes filles, fleurs étiolées à l'ombre malsaine des villes, qui désirez revivifier vôtre sang, reprendre de la force, de la santé, de la beauté, n'oubliez pas que l'air pur, le soleil, la lumière, les champs, les bois, les sentiers fleuris, l'exercice du corps, le repos de l'esprit, sont de puissans remèdes; ils soulagent toujours, quand ils ne guérissent pas. La médecine dans aucun temps ne les a négligés, mais aujourd'hui elle les conseille, elle les proclame comme les plus efficaces dans les maladies chroniques.

Toutefois il ne faut rien exagérer; il est des cas où la maladie exige un régime particulier, et surtout une médication spéciale; alors se présentent les eaux minérales avec

11

leur puissance et leur activité. Encore, sur ce point, la vallée de Montmorency n'a rien à envier aux pays les plus favorisés. Employées seules, ces eaux sont sans aucun doute efficaces dans beaucoup de maladies, c'est ce qu'on voit journellement à Paris. Mais quand les *eaux, les airs et les lieux,* selon le titre du plus bel ouvrage d'Hippocrate, concourent, le rétablissement de la santé n'en est que plus prompt et plus assuré. C'est un fait que le temps et l'expérience ont démontré avec une incontestable évidence. Essayons de l'appuyer par de nouvelles considérations.

V.

ÉTABLISSEMENS THERMAUX CONSIDÉRÉS SOUS LE RAPPORT HYGIÉNIQUE.

On a vu dans tous les temps des médecins d'un mérite incontestable nier l'efficacité des eaux minérales. Selon eux, les avantages qu'on en obtient sont uniquement dus aux modifications hygiéniques du voyage, des amusemens qu'on y trouve, quelquefois à l'abondance de l'eau qu'on boit et qui pénètre de toutes parts dans l'économie. Prise dans un sens absolu, cette opinion n'est pas soutenable, trop de faits positifs la démentent journellement. Il n'est pas moins

vrai cependant que, dans beaucoup de cas,
l'influence hygiénique dont il s'agit ne mérite d'être prise en considération, surtout
chez certaines personnes. Que l'on choisisse
deux établissemens dont les eaux aient des
qualités identiques, l'un dans un pays triste,
désert, où tout inspire l'ennui; l'autre dans
une riante position, où il y aura de nombreuses et agréables réunions, toutes choses égales d'ailleurs, on obtiendra certainement
moins d'effets avantageux dans le premier
que dans le second. Le déplacement, la variété des lieux et d'atmosphère, le régime différent, plus large ou plus sévère, ou autrement réglé, le changement de sensations ha-
bituelles, les nouvelles sociétés, les rapports
changés avec le monde, le tourbillon où
l'on est jeté, les distractions plus ou moins
réitérées, etc., que de causes pour agiter, pour
ébranler doucement l'économie, pour lui
imprimer des modifications presque toujours
favorables! Il se fait alors une sorte de ré-

vulsion physique et morale singulièrement avantageuse. Ce qui le prouve, c'est qu'on a vu des malades rester dans un établissement thermal à la mode, s'y complaire et parfaitement guérir, sans avoir pris un bain, une douche, sans avoir bu une goutte de l'eau minérale qu'on y distribue. Néanmoins il faut avouer que c'est le plus petit nombre.

L'influence hygiénique des établissemens thermaux est d'autant mieux appréciée aujourd'hui que tous se sont améliorés. Il en est plus d'un en France, en Suisse, en Allemagne, qui ne ressemble en rien à ce qu'il était il y a cinquante ans ; qu'on juge de leur état il y a un siècle ! Ces établissemens sont en progrès comme tout le reste, l'utile et l'agréable y sont prodigués ; de beaux hôtels, de vastes jardins, des promenades magnifiques, tous les raffinemens du luxe le plus recherché, voilà ce qu'on trouve maintenant aux établissemens thermaux les plus célèbres. Qui comparerait leur administration actuelle

avec ce qu'elle était au xviie siècle, et même
dans l'époque suivante, serait frappé des nombreuses améliorations qui s'y sont opérées et
qu'on tend sans cesse à augmenter. C'est
pitié d'entendre madame de Sévigné décrire
la manière dont on lui fait prendre les douches pour un rhumatisme. Elle a grandement
raison d'appeler cette torture : *Une bonne ré-
pétition du Purgatoire*. L'illustre malade con-
sent pourtant à les supporter huit grands
jours. Du reste, dit-elle, « Vincent me gou-
verne comme M. de Champlâtreux. Tout est
réglé : tout dîne à midi, tout soupe à sept,
tout dort à dix, tout boit à six. »

Il est curieux de lire les plaintes que
Boileau adresse à Racine sur les eaux de
Bourbon auxquelles ce grand poète avait
été condamné pour une extinction de voix,
maladie qui ne disparut que long-temps après
et dont la cause tenait à la délicatesse de sa
poitrine. D'abord MM. Bourdier, son médecin, et Baudière, son apothicaire, ne sont

pas de l'avis des demi-bains proposés par Amiot et Fagon ; il y a sur ce point une longue discussion entre ces médecins sur un objet aussi minime. Boileau écrit ensuite à son ami : « J'ai été *saigné, purgé;* il ne me manque plus aucune des formalités prétendues nécessaires pour prendre les eaux. La médecine que j'ai prise aujourd'hui m'a fait, à ce qu'on dit, *tous les biens du monde*, car elle m'a fait tomber quatre à cinq fois en faiblesse, et m'a mis en un état tel que je puis à peine me soutenir. C'est demain que je dois commencer le grand œuvre, je veux dire que demain je dois commmencer à prendre les eaux. » Que dirait-on aujourd'hui de saigner, de purger ainsi violemment toute espèce de malade avant de commencer le *grand œuvre?* Dans une autre lettre, Boileau assure, en se moquant, « que les eaux lui ont fait le plus grand bien, qu'elles lui ont fait tout sortir du corps, excepté *la maladie pour laquelle je les prends.* » Racine l'encourage de la part du

médecin Fagon ; il lui promet d'ailleurs que
le roi le recevra bien. Je suis persuadé ,
lui dit-il en vrai courtisan , que la joie de
revoir un prince qui témoigne tant de bontés
pour vous, vous fera plus de bien que tous
les remèdes. M. Roze m'avait déjà dit de
vous mander de sa part qu'après Dieu , le
roi était le plus grand médecin du monde ; et
je suis même fort édifié que M. Roze voulût
bien mettre Dieu avant le roi. » Cependant les
soins les plus empressés ne manquaient pas
à Boileau , il le reconnaît et loue ses médecins. « Je n'ai jamais vu, dit-il , des gens si
affectionnés à leur malade et je crois qu'il
n'y en a pas un d'entre eux qui ne donnât
quelque chose de sa santé pour me rendre la
mienne. » Que fallait-il donc? Une bonne
méthode hygiénique, cet ensemble de soins,
de précautions que l'on connaît si bien à
notre époque, où l'on met l'air libre et pur,
le soleil, l'exercice, la bonne nourriture, au
nombre des moyens de guérison. Sans eux ,

on ne peut obtenir que de médiocres effets,
eux seuls suffisent, dans certains cas, pour
opérer une guérison complète, ou bien une
amélioration marquée.

Il est aussi un point d'hygiène particuliè-
rement étudié de nos jours, c'est le régime
le plus convenable à suivre. Il n'y a pas plus
de cinquante ans que, dans une foule d'établissemens thermaux, les malades pouvaient
à peine se procurer les choses indispensables
à la vie. Jugez du superflu, maintenant si
nécessaire à tant de personnes. Les gens riches autrefois faisaient transporter aux eaux
minérales tout ce qui convenait à leurs
usages, à leur manière d'être. Il en résultait
que le séjour à ces établissemens était aussi
dispendieux que désagréable, fatigant et en-
nuyeux. On y restait le moins possible, en
sorte que l'action bienfaisante du médicament restait toujours problématique. Prendre
les eaux était une affaire grave, une résolution extrême, une sorte de supplice auquel

on ne se décidait qu'après mûr examen, une nécessité trois fois démontrée. On en trouve la preuve dans les vers suivans qui datent de la fin du dernier siècle.

Toujours boire sans soif, faire mauvaise chère,
Du médecin *Griffet* demander le conseil,
Voir de mille perclus le funeste appareil,
Se trouver avec eux compagnon de misère ;

Sitôt qu'on a dîné, ne savoir plus que faire;
Éviter avec soin les rayons du soleil;
Se garder du serein, résister au sommeil,
Et voir pour tout régal arriver l'ordinaire.

Quoiqu'on meure de faim, n'oser manger son soûl!
Tendre docilement, les pieds, les mains, le cou,
Dessous un robinet aussi chaud que la braise ;

Ne manger aucun fruit, ni pâté, ni jambon,
S'ennuyer tout le jour, assis dans une chaise :
Voilà mes chers amis, les plaisirs de *Bourbon*.

Ce sont là, en effet, d'assez tristes jouissances. On ne conçoit que difficilement un tel régime dans la plupart des établissemens thermaux de notre époque, dont quelques uns rivalisent avec ce que les grandes villes peuvent offrir d'aisances et de richesses. Il ferait beau voir maintenant le médecin *Griffet* soumettre à un pareil régime ces personnes qui ne cherchent aux eaux qu'une sorte de délassement, qui, n'éprouvant que le besoin de changer de place, ne veulent qu'un remède agréable, une simple distraction aux délices ordinaires du luxe, à l'ennui de vivre ici plutôt que là. D'ailleurs, on a compris qu'à l'exception de certaines maladies qui exigent un régime exact et rigoureux, on peut allier la bonne chère à la sobriété. Boire et manger sans discernement, c'est être stupide; ne vivre que pour manger, c'est se rapprocher de la brute et se haïr soi-même; ne consulter qu'un goût exclusif, c'est limiter ses jouissances : mais attendre l'appétit et l'exciter doucement par des mets qui plaisent; au défaut du meilleur se contenter du bon; préférer le plus sain au plus friand; faire une chère médiocre avec bon appétit; connaître exactement les forces de son estomac, la mesure de ce qu'il peut, et non pas

toujours de ce qu'il veut : telles sont les règles de la plus fine volupté, celle qui est
raisonnée. Ces règles peuvent très bien se
concilier avec le régime des établissemens
thermaux, administrés dans un esprit d'ordre largement conçu ; elles ont alors l'avantage d'être applicables au plus grand nombre
des malades. Certes, l'homme positif qui explique tout par des chiffres, des rentes et du
bien au soleil, peut aussi bien s'en accommo-
der que celui qui a des goûts plus prononcés
pour les jouissances gastronomiques. M. de
Talleyrand, qui ne faisait rien qu'avec circonspection, tenait bonne table à ce même
Bourbon-l'Archambault, où le régime était
autrefois si austère, et le grand diplomate ne
s'en trouvait pas plus mal. On sait, d'ailleurs,
que M. de Talleyrand, loin d'être un amphi-
tryon sordide et minutieux, s'en rapportait,
sans calculer, à l'illustre Carême qu'il eut
pendant douze ans pour diriger ses grands
diners. Qui n'a pas entendu parler des di-

ners à *quarante-huit entrées* de la rue de Varennes?

Au reste, ce n'est pas seulement dans le régime alimentaire que consiste la *puissance hygiénique* des établissemens thermaux, dans l'air pur, les promenades variées, etc., elle réside encore dans l'agitation plus ou moins soutenue des plaisirs de la société. On a fait deux gros volumes sur les *amusemens des eaux de Spa*, on pourrait en écrire autant sur beaucoup d'autres établissemens de cette nature. La vraie médecine, si souvent accusée d'être toujours triste et austère, ressemble au contraire à la bonne philosophie, elle compte le plaisir dans ses moyens de guérison, plaisir conforme au bon ordre et que la raison justifie. Sous ce rapport les vœux du Tasse sont pleinement exaucés (1). Mais c'est un art précieux que celui qui apprend

---

(1) *L'eccellenza de' medici consiste in buonaparte, in dar le medicine non solo salutifere, ma piacevoli.*
(Lettera à Biagio Bernardi.

12

à séparer, à extraire, pour ainsi dire, toutes les douceurs de la volupté, et à laisser au fond du calice ce sédiment grossier et amer, infaillible partage des fous et des imprudens. D'ailleurs tout est relatif aux individus, à leurs dispositions naturelles. Il y a des *ennuyés* malades, d'un tempérament robuste, que les voyages fatigans, les longues courses dans les montagnes, la chasse surtout, guérissent de leurs maux dont la racine est souvent l'oisiveté; mais il y a des *ennuyés* malades d'une constitution délicate, dont l'esprit cultivé, l'imagination vive, ont besoin des plaisirs du sentiment, et de tout ce que les rapports sociaux ont de plus intime. Parmi ces derniers, on remarque surtout les femmes les plus distinguées de la société; beaucoup d'entre elles, riches, spirituelles, arrivent parfois à un point d'épuisement physique et moral, de langueur vitale, qui rend indispensable le séjour à un établissement thermal célèbre. Elles ont vécu de la vie des plaisirs de toute espèce, et les épines n'ont pas tardé à se faire sentir ; la satiété, le dégoût, en sont les premières, mais non les seules manifestations. Le père Bourdaloue dit quelque part. « L'ennui vient d'*inane*, qui veut dire vide, et c'est par ce vide principalement que le démon s'introduit dans le cœur des femmes. » Mais ce grand moraliste chrétien ne pouvait s'apercevoir que c'est aussi par ce vide, cet ennui, espèce de fièvre lente, qu'une foule de maladies arrivent, s'enracinent et résistent aux moyens ordinaires de la médecine. L'influence hygiénique des eaux minérales, indépendamment de leurs qualités particulières, produit alors les meilleurs effets, pourvu qu'on adopte et qu'on suive un plan méthodique.

Il est surtout une classe de maladies, les *affections nerveuses*, qu'on ne peut observer qu'aux eaux minérales, dans leur développement le plus complet, et sous les formes les plus variées, notamment chez les femmes. En général, leur constitution est si frêle, leurs organes si délicats, leurs nerfs si irritables; les maladies de leur sexe sont si nombreuses, qu'on ne doit pas s'étonner de trouver un si grand nombre de femmes souffrantes aux établissemens thermaux ; c'est une observation faite depuis longtemps. Il est vrai de dire que toutes les femmes qui vont aux eaux ne sont pas bien malades, et cependant l'influence hygiénique n'en est pas moins avantageuse. Sans que la santé soit compromise d'une manière sérieuse, elle est pourtant sensiblement altérée chez quelques unes ; mais, après la saison des eaux, cette santé se raffermit. Précisément parce qu'elles ont fait *quelque chose*, elles sont tranquilles, elles se portent réellement mieux. Il n'y a pas de médecin qui n'ait été à même de vérifier de pareils effets. On a vu une dame fréquenter pendant dix ans les mêmes eaux, seulement pour s'entretenir douces, *la peau, l'haleine et la voix*, trois choses, il est vrai, dont la douceur importe

beaucoup à quiconque veut encore plaire.
Cette dame, satisfaite à cet égard, jouissait
ensuite d'une santé inaltérable. Ainsi quelques moyens de guérison très simples, mais
employés à propos, et dans une juste mesure,
produisent souvent des résultats inespérés.
Le célèbre Pope ayant aperçu une femme
jeune et jolie à Bath, lui demanda pourquoi
elle prenait les eaux? Par *pure fantaisie*, dit-
elle. Eh bien! reprit malicieusement le poète,
vous ont-elles guérie? Mais Pope ignorait
sans doute que le caprice est aussi une véritable maladie nerveuse, capable d'en produire beaucoup d'autres chez certaines
femmes, maladie que l'on guérit très bien
par l'influence hygiénique de certaines eaux
minérales.

Il est aussi quelques jeunes femmes d'une
intelligence active et développée, mais d'un
esprit inquiet, mobile, irritable, très difficile à
calmer : douées de cette nature passionnée qui
menace sans cesse le bonheur et le repos

leur imagination va toujours au-delà de ce qui est. Promptes à pourchasser le plaisir en tous lieux, les eaux minérales à la mode leur en promettent une abondante moisson ; dès-lors elles y accourent de toutes parts. Tantôt gaies, tantôt mélancoliques, toujours souffrantes, toujours languissantes, et toujours actives, leur esprit, quelquefois leur raison, restent sous l'influence immédiate de leurs nerfs dont elles se plaignent sans cesse et non sans motifs. Leur bien-être varie à chaque instant, au gré de la moindre impression, de la sensation la plus fugitive, du plus petit accident. La plupart ont des talens remarquables, elles font les délices des réunions et des cercles brillans de certaines eaux minérales. Eh bien! presque toujours, à la fin de la saison, l'état physique et moral de ces jeunes femmes s'est beaucoup amélioré. Après avoir été soumises plus ou moins longtemps à l'influence hygiénique des lieux, puis à celle de l'établissement, leur esprit est plus calme, leurs nerfs moins irritables, moins exigeans, par cela même leur santé devient plus égale et plus ferme; elles ont acquis une puissance de vie matérielle proportionnée à leur capacité de sensation et d'imagination. La bienfaisante divinité des eaux sera désormais invoquée chaque année. Les médecins réfléchis, qui pèsent tout à la balance de la raison et de l'expérience, se gardent bien de considérer ces faits comme des futilités, de pures misères de boudoir; ils y découvrent des rapports cachés entre l'organisme et les affections de l'âme, par conséquent la source d'une infinité de maladies. Qu'on se figure bien que la médecine est moins une science d'abstraction que d'application; elle puise souvent dans l'étude des hommes ses plus belles considérations, comme ses moyens de succès les plus constans. L'école du monde est aussi une école de *clinique morale* qu'il ne faut jamais négliger.

Ce que je viens de dire est d'autant plus

vrai, que la réputation des eaux minérales dépend souvent du médecin auquel en sont confiés l'emploi et l'administration.

Le bon médecin fait les bonnes eaux.

Ceci est une vieille et constante vérité. Toutefois elle s'entend d'une étude très diversement compliquée. Indépendamment de son affabilité personnelle, car, dit Montaigne, « jamais médecin laid et rechigné n'y feit œuvre; » outre la connaissance approfondie de l'action médicale des eaux dans des cas pathologiques déterminés, ce médecin doit apprécier l'influence de tous les agens modificateurs extérieurs et de ceux dont il lui est donné de disposer. Il faut de plus qu'il comprenne l'influence sociale et réciproque des malades lorsqu'ils sont rassemblés, point capital du traitement dans beaucoup de circonstances. Lucas, très habile médecin dans ce genre, me dit un jour « que *Vichy* était pour lui le monde entier. » Il n'y a rien là d'exagéré. En étudiant avec soin un établissement thermal célèbre, dans sa pleine saison, il est facile de se convaincre que la foule qui s'y presse, représente la cité en miniature. Il y a là comme une sorte d'optique scénique très capable de bien faire connaître l'état social. En effet, de plusieurs pays se dirigent et se concentrent sur un seul point une multitude de personnes, de position, de mœurs, d'habitudes, de caractère, d'éducation très différentes, et qui pourtant n'ont qu'un seul but, guérir ou s'amuser, ou mieux encore guérir en s'amusant, ce qui est le comble de notre art. Là se forme donc une *réunion* où les rangs se rapprochent sans se confondre, où les sentimens, les passions, les opinions, les préjugés se déguisent et ne se montrent que de profil, où la misère dorée et la misère à nu, se trouvent face à face; où, bercé par l'espoir de guérir sans trop de contrainte, car c'est le point essentiel, on écoute le médecin, ses douces paroles, ses consolantes promesses. Chacun s'y donne pour malade, expose ses maux, ce qu'il a obtenu, ce qu'il espère encore. Chacun veut intéresser à son état, et réciproquement chacun prend part aux souffrances d'autrui. On forme de petites coteries, où se font peu à peu des confidences intimes, des jaseries de *cœur à cœur*. Après avoir exécuté les ordonnances médicales, on se promène, on rit, on joue, on fait de la musique, on tâche de faire un fonds commun de jouissances, de nouvelles, de médisances, de malices; on s'efforce de troquer de l'ennui contre de la fatigue ou du plaisir, enfin d'achever sa saison et de guérir le plus gaîment possible. Voilà ce qu'on appelle, en général, la *vie des eaux:* à tout prendre, vie agréable, commode, ni trop paisible, ni trop agitée, donnant parfois la décevante illusion, le mirage de cet être fantastique qu'on appelle bonheur.

Dès lors il ne faut pas s'étonner de trouver des réunions fort nombreuses aux bains de mer les plus réputés et aux eaux minérales d'une grande célébrité. C'est surtout dans ces derniers établissemens qu'on peut prendre une idée de ce genre de public ; c'est là qu'on se presse, qu'on s'entasse, qu'on s'agglomère, dût-on y éprouver plus d'une privation. N'importe, on a été à telles eaux où la grande société se réunit, et on ne peut avouer décemment que celles-là. Aussi un jeune fashionable écrivait-il de Baden à un de ses amis : « Nous sommes mal logés, mal nourris et chèrement, mais *c'est charmant...* »

Toutefois on doit comprendre combien il existe alors de rapports hygiéniques importans à saisir, à étudier dans leur influence sur le cours de la maladie à traiter; combien cette influence aide, protége, augmente ou retarde l'action de l'eau minérale. Certes, les soins matériels sagement combinés ont un haut degré d'importance ; mais, comme on voit, ils ne sont pas les seuls. Prodiguez-les, je le répète, à certaines personnes de la classe élevée,

dans un lieu solitaire, dans un établissement
où l'ennui règne depuis l'ouverture de la saison jusqu'à la clôture, et vous n'obtiendrez
que des résultats fort douteux. A dire vrai,
c'est l'étude bien faite ou négligée de ces rapports hygiéniques qui très souvent ôte ou
donne cette célébrité qu'on recherche tant
pour tout établissement thermal. *Sa majesté
le hasard,* comme disait le grand Frédéric,
ne met jamais autant du sien qu'on le croit
dans les affaires humaines. Il en est de même
pour des eaux minérales ; si on néglige ce
qu'on doit au public, celui-ci ne se venge que
trop, par l'oubli, de l'incurie, de l'inexpé-
rience ou de la paresse de ceux qui devraient
l'attirer. Ce n'est pas toujours là, il faut en
convenir, l'unique cause de la renommée
d'une eau minérale. Son efficacité incontestable dans beaucoup de cas, un personnage
illustre qui s'est bien trouvé de leur usage,
un médecin en réputation qui les a vantées,
etc., ont également beaucoup d'influence ;

mais cette célébrité sera nécessairement de courte durée, si le séjour en est triste, si on y regrette les aisances de la vie, si les soins hygiéniques y sont mal compris, mal dirigés, mal appliqués. C'est qu'en effet, et numériquement parlant, les guérisons y sont moins nombreuses, moins solides qu'elles ne doivent être.

Plus l'homme de l'art portera d'attention sur ce point, plus il obtiendra de succès réels. On accuse la plupart des médecins qui président à l'emploi des eaux minérales d'en exagérer les propriété médicales. Tous sont enclins à faire *mousser* leurs eaux, comme l'a dit avec originalité le docteur C...., dans une séance de l'Académie royale de médecine; et il y a du vrai dans cette plaisanterie. Un médecin a écrit « qu'il serait plus aisé de tarir les eaux de Barèges en les buvant, que de raconter en détail leurs excellentes qualités. » Il est difficile de dire plus en aussi peu de mots. Bordeu lui-même n'est-il pas

13

tombé dans une pareille exagération? Épuisant toutes les formules d'éloges, pour ses chères *eaux d'Aquitaine*, les nombreuses observations qu'il rapporte sans trop de choix, dans son traité des *maladies chroniques*, sont en grande partie des guérisons presque miraculeuses opérées par ces eaux. Bien différent en cela de son caustique adversaire, Bouvart, qui disait que les eaux minérales guérissent des maux passés et à venir, très rarement des maux présens, excepté de l'ennui, le plus cruel fléau des riches. Ce qu'il y a de singulier, c'est que Bordeu, atteint d'une goutte vague, se mit à l'usage des eaux qu'il avait tant vantées et n'en retira aucun avantage (1). Toujours est-il néanmoins que, quand on se sert longtems d'un moyen thé-

(1) On sait que, s'étant couché assez bien portant, il fut trouvé mort le lendemain matin, 23 novembre 1776 ; ce qui fit dire à madame Du Deffant, dont il était le médecin de prédilection : « La mort avait tellement peur de Bordeu, qu'elle l'a frappé pendant son sommeil. »

rapeutique énergique, qu'on en dirige l'emploi avec une sage hardiesse, dans une pensée d'unité et d'ensemble, avec un système hygiénique bien ordonné, on obtient parfois d'étonnans résultats. Membre pendant plusieurs années de la commission des eaux minérales de l'Académie de médecine, de nombreux rapports sur les établissemens thermaux de la France me sont passés sous les yeux; je les ai étudiés avec soin ; à quelques exceptions près, je me suis assuré que c'était le tableau des faits exposés avec une exactitude consciencieuse. On remarquera que les variations de température, les influences des saisons, des localités, y sont comptées pour leur valeur relative. Il n'y a que le régime intérieur dont on ne parle pas et qui a cependant une action réelle et constante. D'où l'on voit combien les influences hygiéniques, prises dans leur plus grande acception, doivent être considérées avec soin quand il s'agit d'un établissement thermal, de ses progrès, de son succès, de sa célébrité ou de sa décadence.

Cependant qu'on ne s'y trompe pas : tout en accordant une haute importance aux lieux, au régime, aux soins hygiéniques, nous sommes loin de contester l'action intrinsèque des eaux minérales, ce serait nier l'évidence. D'ailleurs, pense-t-on que leur réputation pût se soutenir depuis des siècles, si les guérisons qu'elles opèrent n'étaient que des chimères et des illusions? Réunissez toutes les causes hygiéniques intérieures et extérieures dont nous avons parlé, et vous serez loin d'obtenir les résultats qu'on observe dans les établissemens thermaux. En second lieu, n'est-il pas prouvé qu'on obtient des effets analogues, à la vérité dans un degré très inférieur, en se servant d'eaux minérales artificielles, bien qu'on soit dépourvu du concours des influences hygiéniques? Ces considérations prouvent donc une vérité dont peu de personnes doutent aujourd'hui, c'est

que les eaux minérales ont par elles-mêmes
une efficacité réelle, positive, plus ou moins
étendue, quand elles sont administrées ra-
tionnellement. Elles démontrent encore l'incontestable supériorité des eaux minérales
naturelles sur celles que l'on fabrique, dont
nous sommes loin pourtant de nier l'utilité.
Il y a quelques années qu'on répétait naïvement que sur ce point nous étions parvenus à
imiter complètement la nature. Cette fumée
d'orgueil scientifique est maintenant dissipée.
L'art est l'émule de la nature, sans doute,
mais selon les plus minimes proportions. Sa-
chez donc qu'il y a dans les eaux minérales
naturelles, non seulement des principes qui
nous échappent par leur nature, leur volati-
lité, mais que la combinaison de ceux que
nous connaissons est si exacte, si profonde,
que les analyses chimiques sont nécessairement insuffisantes. Qu'on juge de la synthèse :
il n'y a ici que des vérités relatives. Or, c'est
cette parfaite combinaison des principes con-

stituans qui rend les eaux minérales naturelles bien autrement efficaces que les autres, qui leur conservera le titre d'*arcana Dei miraculis plena*, « secrets de Dieu remplis de miracles, » qui leur fut donné autrefois.

Ce que les médecins qui administrent ces puissans remèdes voient journellement ne frappe pas tout le monde; de là cette tendance à nier des guérisons surprenantes qui ont pourtant lieu, et qu'on peut vérifier en y apportant un peu de persévérance et beaucoup d'impartialité. Ajoutons que les thermiâtres ont vu les eaux qu'ils administrent réussir dans une foule de cas très-différens, où le succès était fort incertain, et quand une foule d'autres moyens avaient été employés inutilement; aussi ont-ils peine à se défendre d'un certain enthousiasme qu'on attribue souvent à d'autres motifs. Beaucoup de médecins, adversaires de ce moyen thérapeutique, ont été quelquefois forcés d'en reconnaître l'efficacité. Zimmermann rapporte l'histoire d'un jeune homme tombé dans l'état le plus déplorable de stupeur et de paralysie des membres. Il l'envoya aux eaux de *Peffersbad*, dans le pays des Grisons : une éruption générale eut lieu sur la peau, à la suite de laquelle le malade devint si vigoureux, si dispos, si agile, que, selon sa pittoresque expression, « chaque pas qu'il faisait lui paraissait *trop court*. » Montaigne lui-même, qui honorait les médecins(1), mais n'avait nulle confiance dans leur art, parce qu'ils furent impuissans à le guérir de la gravelle, maladie qu'il tenait, dit-il, de *la libéralité des ans* et aussi par *hérédité,* trouva pourtant du soulagement dans l'usage des eaux de Plombières et de Lucques. On lit dans ses *Voyages,* rédigés par son secrétaire, la quantité de verres d'eau, de bains qu'il a pris, les effets produits sur sa santé, etc. Il

(1) « Au demeurant, j'honore les médecins, non pas suivant le précepte, pour la nécessité, etc., mais pour l'amour d'eulx mesmes, en ayant veu beaucoup d'honnestes hommes et dignes d'estre aimés. » (*Essais,* liv. II, ch. 37.)

est facile de croire que, si un homme comme Montaigne se décide à user d'un médicament pareil et avoue qu'il en a obtenu de bons résultats, ce médicament est d'une incontestable efficacité. Encore faut-il observer que Montaigne ne fit usage des eaux qu'en passant et par forme d'essai. Il en eût éprouvé un soulagement plus constant et plus marqué, s'il se fût astreint à les prendre méthodiquement, à rester calme dans un site agréable, et surtout à suivre un régime convenable, ce dont notre philosophe se souciait fort peu.

Ainsi, d'après les considérations qui précèdent, j'établis que tout établissement thermal qui aspire à une juste et durable célébrité, fondée sur des succès réels, sur des guérisons multipliées, incontestables, doit réunir les trois conditions suivantes :

1° Des eaux minérales d'une action éprouvée, que des faits bien observés, une expérience réitérée, ont classées parmi les médicamens les plus efficaces dans des cas de maladies plus ou moins nombreux ;

2° Une localité saine, agréable, pittoresque, où les malades puissent jouir de tous les avantages d'une température modérée, de l'exercice fait en plein air, etc.;

3° Une méthode hygiénique non seulement applicable à tel ou tel cas pathologique, ce qui est de rigueur, mais qui consiste dans un ensemble de soins, de mesures, de précautions générales, ayant pour but de soutenir l'état physique, de donner à l'esprit des distractions agréables, variées, toujours utiles à la guérison.

C'est d'après ces données que j'ai examiné l'établissement thermal d'Enghien et que j'ai formé mon opinion. Je dirai tout ce que j'ai vu, et comme je l'ai vu, sans préoccupation aucune. Peut-être répèterai-je sur quelques points ce qu'on a déjà dit, ce qui importe peu. L'essentiel n'est pas toujours de dire du nouveau ; c'est de dire la vérité.

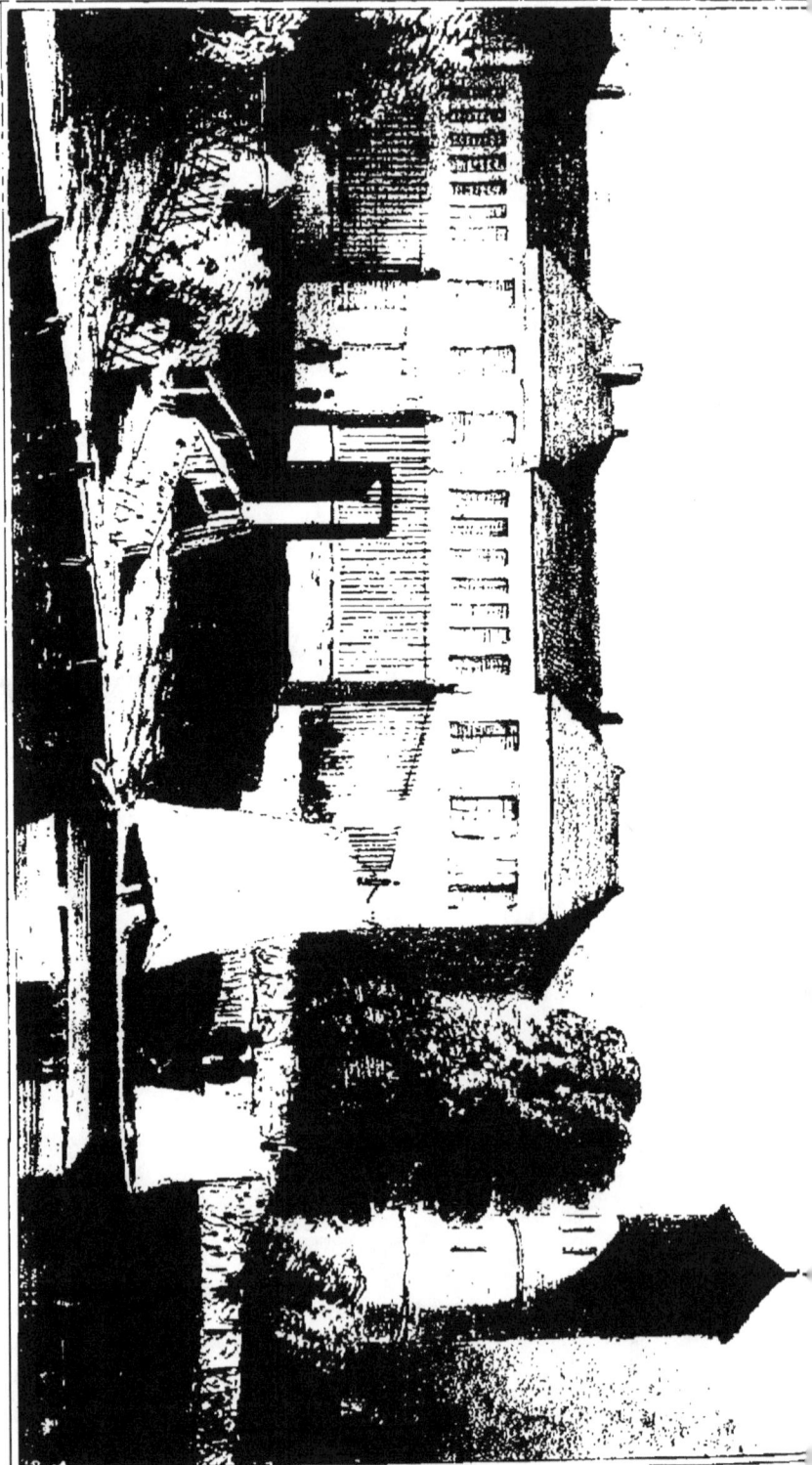

Etablissement des Bains.

Etablissement des Bains.

VI.

EAU MINÉRALE D'ENGHIEN. — HISTORIQUE. — LE PAYS. — L'ÉDIFICE THERMAL.

Les sources de l'eau minérale dont il s'agit ont coulé de longues années, pendant des siècles peut-être, sans que personne ait daigné les remarquer. C'était seulement un *ruisseau puant*, dont tout le monde cherchait à éviter l'odeur, et qu'il eût été bon de tarir, pour l'assainissement du pays, comme on en avait, dit-on, formé le projet. Enfin, en 1766, le père Cotte, curé de Montmorency, homme très instruit en histoire naturelle, observateur sagace et patient, examina ces eaux, les fit analyser, et il conclut, avec raison, que leur emploi pouvait être utile dans une infinité de maladies. Il fit part de sa découverte et de ses réflexions à l'abbé Nollet, physicien très distingué, qui lui-même communiqua les idées du père Cotte à l'Académie des Sciences. Cependant ces eaux n'obtinrent qu'un succès médiocre, presque un oubli total, bien que le prince de Condé en eût fait alors la concession à un M. LEVIEILLARD, déjà propriétaire des eaux de Passy, et malgré les analyses faites d'abord par Macquer, et depuis par Fourcroy, etc. Plus de cinquante ans après la découverte du père Cotte, un autre homme de bien, un administrateur éclairé, vigilant, entreprenant, feu Péligot, fonda l'établissement actuel; il y consacra son temps, ses soins et sa fortune; c'était une bonne action, et dans l'origine une excellente affaire. L'établissement fut ouvert et reçut les premiers malades en 1821. On proclame partout les noms des conqué-

rans, les noms de ceux qui augmentent nos
jouissances ; quant aux noms des bienfai-
teurs de l'humanité, de ceux qui multiplient
nos moyens de guérison, ils sont presque
toujours oubliés ou négligés. Leur personne
est souvent même persécutée, leurs intérêts compromis, surtout à notre époque
où les fortunes à faire sont constamment hos-
tiles aux fortunes faites. Nous pouvons encore en citer un exemple : Péligot, par une
concurrence peu judicieuse, éprouva bientôt
des revers accablans et il y succomba. L'établissement a passé depuis entre les mains
de nouveaux propriétaires qui en ont conçu
l'importance ; il est administré avec sagesse,
et toutes les conditions se réunissent pour
accroître sa prospérité ; la nature et l'art y
contribuent largement.

Si, par un beau jour d'été, dans le mois de
juin, par exemple, las de Paris, du genre
de vie irritant et usant qu'on y subit, acca-
blé par la chaleur, suffoqué par la poussière,

14

ennuyé de ces mille tribulations, de ces
grandes et petites misères toujours renouvelées qui fatiguent et épuisent, on s'échappe
pour aller à Enghien, on ne tarde pas à être
émerveillé de ce qu'on voit et de ce qu'on
éprouve. Sans la moindre exagération, il
semble qu'une fée bienfaisante vous a transporté dans une de ces îles fortunées dont on lit
avec plaisir et quelquefois sans y croire, la
brillante description dans certains voyageurs.
Là se présente aux regards le plus magnifique,
le plus gracieux, le plus attrayant des spectacles. Tout y charme, tout y retient, tout y
séduit. Un site délicieux, un lac d'une étendue proportionnée au paysage, des maisons
élégantes et variées dans leur construction,
des jardins admirablement dessinés ; partout
des fleurs, des arbres, des promenades, de
l'ombre, de beaux effets de lumière, quelque
chose qui rappelle les pays les plus heureux, les climats les plus fortunés. On aurait
beau s'en défendre, un sentiment indéfinis-

sable de repos, de jouissances paisibles se glisse dans l'ame. Flottant d'abord entre le rêve et la réalité, on éprouve ensuite un calme dans l'esprit, une netteté dans les idées, une plénitude d'existence qui font qu'être c'est jouir, c'est sentir avec délices. La vie semble plus étendue, parce qu'en effet les impressions sont profondes, égales et douces. Ce n'est pas là, qu'on le croie bien, une description purement poétique et d'imagination, il est d'ailleurs facile d'en vérifier l'exactitude; ce n'est qu'un tableau fidèle, sévère même jusqu'à un certain point.

Tout-à-coup transporté dans un pareil lieu, un pauvre malade doit certainement espérer de guérir ; il ne peut même concevoir qu'il en soit autrement. Comment la nature si belle, si libérale, pourrait-elle lui refuser une faible partie de cette force vitale qu'elle prodigue de toutes parts? Comment ne pas recouvrer la santé dans un pays si agréable, avec un air si tempéré, une verdure si riante, des eaux si pures, des sites si frais, si tranquilles? Madame de Sévigné, admirant pendant son séjour à Vichy le paysage qui entourait l'établissement, écrit à sa fille : « Le pays seul me guérirait. » Mais qu'aurait dit cette *mère-beauté*, comme l'appelait Coulanges, si elle eût séjourné à Enghien, si attrayant par sa situation pittoresque et les campagnes qui l'environnent ?

Ce qui contribue surtout à embellir ces lieux est le lac qu'on s'empresse de voir et d'admirer. Véritable miniature des grands lacs de la Suisse, l'aspect de celui d'Enghien charme par l'harmonie de ses lignes avec le paysage; son calme plaît, sa limpidité étonne, et la splendeur aérienne qu'elle répète semble creuser encore ses profondeurs ; il y a là des momens de prestige et d'oubli qu'on attendrait en vain dans les lieux les plus célèbres par leur beauté. La transparence des eaux est telle dans certains endroits, dont le fond est tapissé par une herbe fine et touffue, que les poissons qu'on aperçoit semblent se jouer sur une prairie. Mais si la vue de ce lac est moins magnifique, moins grandiose dans son encadrement et son horizon que celle des lacs que renferment les Alpes, en revanche on n'y craint ni les bourrasques de vent, ni la subite fureur des vagues. On peut hardiment y naviguer en tout temps et en toute saison, aborder sur tous les points de ses plages verdoyantes. Aussi de nombreuses nacelles plus ou moins parées le sillonnent dans tous les sens, et, à vrai dire, l'histoire de pareils voyageurs n'est en réalité que celle de leurs plaisirs.

La longueur du lac d'Enghien est d'environ mille mètres du sud au nord; sa largeur moyenne est de cinq cents mètres, et sa superficie de trente-cinq hectares (104 arpens) en y comprenant les différens bras (1). Sa

(1) Des renseignemens précis à cet égard m'ont été donnés par M. Jauiard, architecte distingué dont on connaît le savoir et le bon goût.

profondeur n'est pas partout la même ; elle
varie d'un à quatre mètres au temps des
basses eaux, et son niveau s'élève de soixante-
dix centimètres quand il y des crues extraordinaires. Ce lac est encaissé par un revête-
ment en pierres de taille de trois cents mètres
de long et par des bordages en madriers de
chêne sur une étendue de seize cents mètres
de pourtour. Le surplus des rives est bordé
de fascinage. Sur quelques portions incultes
du rivage, on trouve des roseaux, mais la surface du lac est parfaitement nette ; aucune
apparence de plantes aquatiques ne s'élève
au-dessus du niveau de l'eau. On ne conçoit
pas qu'on ait pu le considérer comme un
étang, lui en donner le nom. Il en diffère
encore par un autre rapport, non moins essentiel ; ce lac est alimenté par. trois ruisseaux d'eau vive venant, l'un de Soisy, l'autre
d'Eaubonne, et le troisième d'Ermont. Plusieurs sources profondes dites *abîmes*, qui
surgissent dans les prairies voisines, huit ou

dix puits artésiens forés non loin de ses bords, lui apportent aussi une partie de leurs eaux. Il est inutile de remarquer que ses eaux n'ont aucune communication avec celles de l'établissement thermal.

Presque toutes les rives du lac sont bien cultivées; sur beaucoup de points on a construit des maisons, tracé des jardins dont la vue est très agréable, car l'administration concède volontiers des terrains environnans qu'on s'empresse d'acquérir. Rien ne donne, en effet, plus de vie, plus d'animation, plus de mouvement que ces espèces de cottages d'une forme, d'une étendue très variée et dont plusieurs ont des prétentions à l'élégance architecturale. Lorsqu'en 1825 je visitai pour la première fois l'établissement thermal d'Enghien, on ne voyait que très peu d'habitations sur les bords du lac, et j'avoue ma prédilection pour le calme profond d'une belle et gracieuse nature. Si près de Paris, se trouver tout-à-coup sur une grève solitaire, battue par des flots toujours purs, offrait un indicible attrait à la réflexion, à la rêverie philosophique, à cette espèce d'enthousiasme secret qui engendre les grandes idées. Maintenant ces habitations se multiplient, et il est à craindre que, dans quelques années, cet endroit, nommé à juste titre le *bouquet* de la vallée de Montmorency, n'ait perdu une grande partie de son charme. Et puis ce Paris de l'avenir! qui sait ce qu'il sera et jusqu'où il ira! Cette hydre envahit tout, couvre tout de pierre, de boue et de poussière.

Jusqu'à présent le mal est borné; j'avouerai même qu'en se promenant en bateau sur le lac, on a un ravissant spectacle, car outre la construction différente de ces maisons, leurs jardins tous inclinés sur les rives, forment une perspective aussi agréable que variée. Ce joli lac offre encore une heureuse particularité. C'est qu'au milieu se trouve une petite île de soixante-dix ares (2 arpens environ) de surface; inculte, inabordable il y a quelques années, on y a planté un jardin anglais; des pelouses et des bosquets d'une végétation vigoureuse ont pris la place des plantes aquatiques. Un petit port a été creusé dans les rives; près de là un pavillon rustique, imitant la forme d'un temple de l'antiquité, offre un abri qu'on ne dédaigne pas. Ainsi, après une simple traversée, ou bien à la fin d'un long voyage de *circumnavigation*, de hardis voyageurs ayant lutté contre les vagues, peuvent tranquillement jeter l'ancre, abandonner les rames et se restaurer par un dîner très *comfortable*. En vérité, me disait naïvement un de nos compagnons de voyage, satisfaisant alors un appétit dévorant, on reconnaît partout cette Providence qui secourt le voyageur sur l'abîme des précipices, comme elle soutient le matelot sur les houles d'une mer orageuse. Vous en voyez la preuve, lui répondis-je. Si l'on veut, au contraire, faire à pied le tour du lac, on suit une allée circulaire plantée d'arbres qui l'enserre

dans son vaste périmètre ; c'est une autre manière d'en apprécier les beautés.

Ce lac fait l'ornement du pays, les délices
des habitans, des voyageurs, des baigneurs,
quand le mal ne les retient pas à l'établissement. Les promenades qu'on y fait sont
d'autant plus agréables, qu'on n'a rien négligé pour en écarter tout danger ; elles sont
en outre très salubres. Cette remarque est
d'autant plus importante qu'on a prétendu le
contraire. Le fond du lac est pierreux et
sablonneux dans le voisinage de la chaussée,
tout le reste est recouvert d'une vase blanche,
légère, plus ou moins imprégnée de gaz hydrogène sulfuré. Une herbe fine, épaisse, de
quarante à cinquante centimètres de hauteur,
ne laisse cette vase à découvert que dans de
rares espaces ; alors comment croire à des
exhalaisons malfaisantes ? Il y a quelques
années, on voyait encore sur les rives et surtout à l'une des extrémités du lac, une partie
marécageuse, mais les propriétaires l'ont fait

dessécher à la manière hollandaise, c'est-à-
dire qu'on a établi des coupures et des
irrigations séparées par des langues de terre;
il en résulte que ces terrains sont maintenant
au-dessus de l'atteinte des plus hautes eaux
du lac, ce dernier étant d'ailleurs aujourd'hui
parfaitement encaissé. Ainsi, d'une part, le lac
est formé d'eaux vives et claires, les plantes
paludiennes y sont rares; de l'autre, le fond
de vase est peu étendu et recouvert. Cependant le soir, quand le soleil est couché, après
une journée chaude, il est certain qu'en se
promenant sur les bords, il y a de la fraî-
cheur comme dans tous les endroits où se
trouvent de larges nappes d'eau, mais aucune
odeur désagréable ne se fait sentir, rien qui
annonce un *detritus* végétal ou animal en
fermentation. Le poisson du lac d'ailleurs est
excellent, il a la chair ferme, délicate du
poisson fluviatile, et jamais le goût de vase ne
vient frapper désagréablement le palais;
enfin, pour dernière raison, et la plus pé-

remptoire, c'est que les fièvres intermittentes ne sont nullement *endémiques* à Enghien, comme dans les endroits marécageux ; si on en observe plusieurs cas, on peut les regarder comme des affections individuelles.

C'est sur les bords de ce lac que l'établissement thermal a été fondé. Jadis on n'y voyait qu'un moulin d'une construction informe, mais depuis on l'a reconstruit et embelli. Cette belle pièce d'eau restait donc sans but d'utilité déterminé. Il est vrai que les économistes, ces intrépides souffleurs de bulles de savon, avaient formé bien des projets à cet égard ; l'exécution manqua toujours. Rien de plus beau que d'avoir des idées philanthropiques et de les mettre en circulation; du pain et du bonheur pour tous, voilà un magnifique problème. Mais sa solution exige tant de données, d'expériences et d'esprit de suite, qu'il est bien rare de l'obtenir, au moins d'une manière complète. Péligot vit aussitôt l'immense parti qu'il devait tirer de cet endroit

et de l'eau minérale qui s'y trouvait. Il y avait
là un ensemble d'avantages précieux qui ne
pouvait échapper à sa sagacité. Ce pays si
bien cultivé, cette terre si favorisée sous
d'autres rapports, l'était encore par une eau
minérale sulfureuse ayant des propriétés médicales incontestables. La beauté du lieu, la
douceur du climat, faisaient surtout prédire
à cet établissement une supériorité décidée
sur d'autres endroits depuis longtemps célèbres. Chamfort écrit de Barèges à madame
de S... « D'après ce détail, vous croiriez que
je vis environné de tout ce que j'ai trouvé
d'aimable ici, sous un beau ciel et dans une
société charmante; non, je vis sous une
douche brûlante, ou dans une bouilloire cachée au fond d'un cachot. Tout ce que je
distinguais est parti de Barèges. Il y fait un
temps exécrable et le brouillard ne laisse
point soupçonner que les Pyrénées soient sur
ma tête. » On pourrait croire que Chamfort,
ce spirituel atrabilaire qui disait : « Le plus

15

bel ouvrage de Dieu et le moins digne de lui, l'homme, » a pu se laisser dominer par ses idées mélancoliques. Mais longtemps après, on lit dans Alibert, notre contemporain : « Barèges donne l'idée de la destruction ; quand on y arrive, on se croit au lendemain d'un orage qui a tout ravagé ; le fracas des eaux fait croire qu'il dure encore. » (*Précis sur les eaux minérales.*) Combien un pareil tableau est différent de celui que présente Enghien dans la belle saison ! La nature y est au contraire dans sa plus riche parure, dans ses atours les plus séduisans.

Avec la disposition et les inconvéniens des lieux qu'on trouve à Barèges, avouons qu'il faut avoir pour les employer, ou une grande confiance dans ses eaux minérales, ou un penchant décidé pour les longs voyages. Madame de Maintenon y conduisit le duc du Maine; mais alors les eaux minérales connues n'étaient pas nombreuses, et celles d'Enghien coulaient obscurément sans que personne daignât les remarquer.

D'ailleurs, presque tous les établissemens thermaux situés dans les montagnes offrent un autre inconvénient des plus graves depuis longtemps signalé, c'est l'extrême variété de température. Le froid, le chaud, le vent, l'ouragan, les averses, les pluies torrentielles, le soleil ardent, l'atmosphère enflammée, la bise glaciale s'y succédant parfois à de très courts intervalles, on ne peut se hasarder à sortir sans consulter le baromètre, le thermomètre toujours en mouvement, sans s'assurer de la direction du vent et des nuages, sans information préalable auprès des personnes expérimentées, sans redouter les brouillards, les avalanches, les courans d'air, sans faire provision d'habits d'été et d'hiver dont il faut se servir dans la même journée. Pour peu qu'on s'écarte, il n'est pas bien sûr qu'on puisse rentrer à l'établissement thermal, un vent impétueux, des torrens à sec le matin, et gonflés par un orage subit, empêchent de franchir toute distance. Il faut chercher un gué, se risquer sur un pont jeté à la hâte, ou attendre, se morfondre, se mettre à l'abri dans une méchante cabane, quelquefois même sous la saillie d'un rocher. Ce que je dis, je l'ai vu, je l'ai éprouvé, ainsi que bien d'autres voyageurs malades ou pleins de santé. Or, ce mouvement sans fin de l'atmosphère, cette variété, ce contraste perpétuel de saison, de température, ne sont-ils pas un obstacle insurmontable à la guérison d'une infinité d'affections? Les malades les redoutent avec raison, et les médecins en ont constamment remarqué les désavantages. Un observateur judicieux, M. le docteur Gasc, s'est bien gardé de les oublier, en parlant de Barèges : « Situé, dit-il, au centre des Hautes-Pyrénées et à plus de douze cent quatre-vingts mètres au dessus du niveau de la mer, Barèges est le séjour des orages, des brouillards et des frimas : c'est la Sibérie de la France. Pendant l'hiver, il est enseveli sous la neige et pas une famille ne l'habite... pendant l'été, les variations atmosphériques sont si fréquentes et si soudaines, qu'il faut sans cesse se tenir en garde contre leur action » (*nouvelles observations* sur les propriétés médicales des eaux naturelles de Barèges, adressées au conseil de santé, Paris, 1832). A peu de chose près on peut faire la même remarque sur les eaux minérales qu'on voit sourdre dans les lieux élevés, remarques qui n'échappent pas plus aux malades qu'aux médecins ; mais personne que je sache ne s'avisera de les faire pour Enghien et ses eaux minérales. Là, on peut tout à son aise respirer l'air extérieur, se promener dans les environs, ou au loin, voyager, aller à Paris, se retremper dans ce grand fleuve de la civilisation , puis revenir sans qu'aucun obstacle majeur s'y oppose. La nature semble y avoir tout fait, tout préparé à l'avance pour le bien du malade ; le séjour seul en est agréable , bienfaisant ; il ne faut que se laisser aller à l'espoir du

prompt rétablissement de sa santé. En sorte
qu'on pourrait appliquer à l'établissement
d'Enghien ce que dit Ramond de certaines
eaux minérales : « C'est un lieu charmant où
le plaisir a ses autels à côté de ceux d'Esculape, et veut être de moitié dans ses miracles. » En ramenant cette phrase poétique à
sa plus simple expression, cela veut dire que
la nature et l'art contribuent largement pour
leur part au soulagement des malades. Plus
il y a de choses extérieures et intérieures qui
concourent à ce but, et plus en effet les guérisons sont nombreuses et hâtives, c'est un
aphorisme de simple bon sens qu'on ne doit jamais oublier quand il s'agit d'eaux minérales.

Ce qui précède démontre que l'établissement d'Enghien est tout-à-fait moderne; ses
titres ne remontent pas à l'époque gallo-ro-
maine. Il ne faut donc y chercher ni inscrip-
tions votives, ni mosaïques, ni bronzes, ni ves-
tiges de l'antiquité. Cependant on a trouvé,
dit-on, les restes d'une voie romaine qui éta-

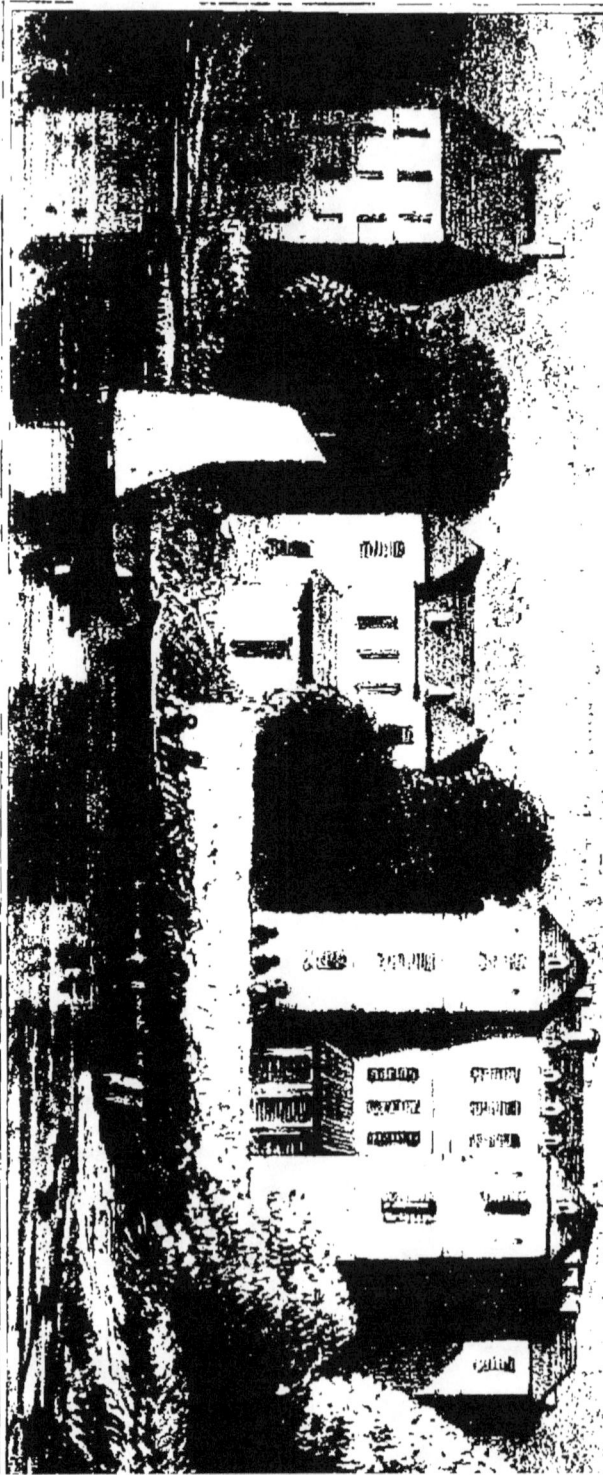

Hubert de

Les Quatre Pavillons

Lith. Former

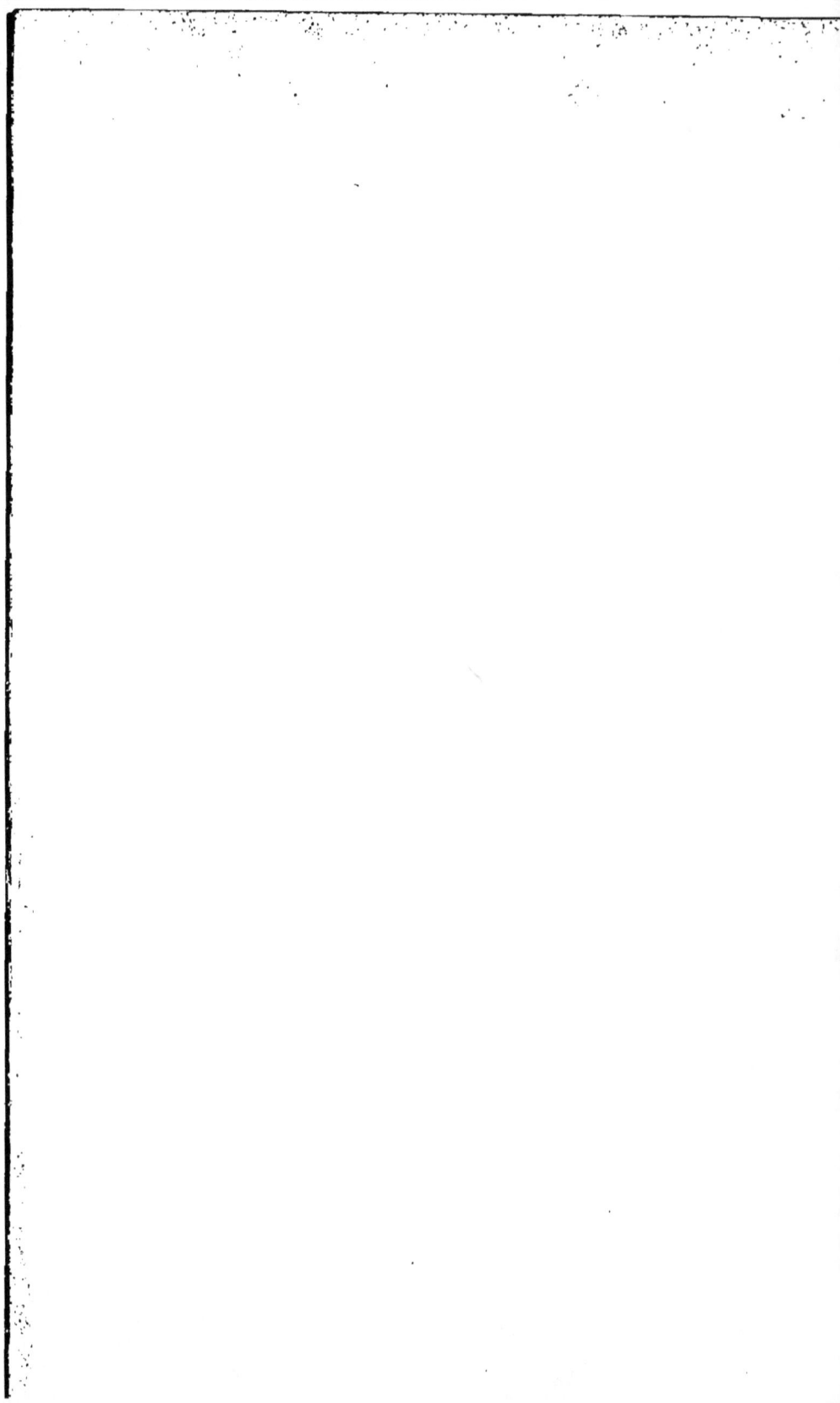

blissait probablement des communications
entre un camp fortifié situé sur les hauteurs
de Pontoise et le bassin de la Seine du côté
de Paris. Mais les recherches faites à cet
égard manquent de précision, d'étendue et
d'accord.

L'édifice thermal actuel, sans avoir un aspect grandiose, plaît d'abord à la vue par
son heureuse situation. A l'élégance dans
l'architecture s'unit la plus gracieuse simplicité. Le bâtiment, construit dans le goût
moderne, est divisé en plusieurs corps de
logis séparés par des cours spacieuses, des
jardins aussi utiles par la libre circulation de
l'air que commodes et favorables à la promenade, et à des distractions agréables. La
partie que l'on nomme les *quatre Pavillons*
est bâtie avec un soin particulier ; on y a
rassemblé les aisances et les commodités de
la vie devenues un impérieux besoin dans la
classe aisée de la société. Indépendamment
des promenades dont le nombre est incalcu-

lable, puisque les routes mêmes, les sentiers, les bois, sont autant de promenades délicieuses, on jouit encore de celle du parc de St-Gratien d'une étendue considérable. Des ponts ont été construits sur tous les canaux qui se rendent dans le lac, afin qu'on puisse se promener, quand on le veut, sur ses bords en voiture ou à pied. Mais ce qui attire l'attention est une tour de construction moderne, qui se trouve tout près de l'établissement. Cette tour a vingt-huit mètres de hauteur; c'est là que se trouve le réservoir des eaux minérales, qui de là se distribuent dans l'établissement, selon les besoins des malades. C'est une idée heureuse d'avoir fait d'un édifice utile un véritable monument. Toutefois la capacité du réservoir étant insuffisante, on en construit un beaucoup plus vaste au pied même de la tour.

Existe-t-il une *source-mère* des eaux minérales d'Enghien? On l'ignore; quoique le *jaugeage* en ait été fait à certaine profondeur, on n'a pu découvrir que des sources séparées.

Celles-ci sont au nombre de *quatre* pour le grand établissement. Il y en a *cinq* autres aux bains dits de la *Pêcherie*, analysées par M. O. Henry et M. le docteur Dupasquier. Le projet de conduire les eaux de ces dernières dans le réservoir commun est arrêté et même en voie d'éxécution.

Les quatre premières sources portent les noms suivans :

1° La *source* Cotte, hommage rendu au savant qui les a fait connaître ;

2° La *source* de la rotonde ;

3° La *source* du roi ;

4° La *source* nouvelle.

Cette dernière, découverte il y a peu d'années, par M. le docteur Bouland, fournit aussi une eau minérale abondante.

L'aménagement de ces eaux, d'une composition et d'une température à peu près égale, a été fait avec soin. Séparées des eaux ordinaires et des petits courans souterrains,

elles conservent toute leur pureté primitive,
ainsi que les propriétés médicales dont la nature les a douées. Ces eaux, conduites du réservoir par des canaux de zinc dans toutes les
parties de l'établissement, ne s'administrent
cependant qu'individuellement, c'est-à-dire
dans des cabinets particuliers, et sous la forme
prescrite, bain, douche ou vapeur. Il faut
louer les fondateurs de l'établissement actuel
d'avoir rejeté les bains ou *piscines commu-
nes* qui existent encore à certaines eaux minérales. Est-il un spectacle plus repoussant que
celui de voir dans un vaste bassin ou réservoir, pêle-mêle, hommes, femmes, enfans,
vieillards, des étiques, des rachitiques, des
squelettes ambulans, des dartreux, des im-
potens de toute espèce, groupés, serrés
dans une eau fétide, quelquefois noire de
boue et d'immondices, le tout sous la grotes-
que inspection d'un *commissaire de décence*?
Joachim Camerarius le fils dit qu'autrefois
il y avait à Plombière un bassin d'une éten-

due comparable à celle d'un lac, où cinq cents personnes pouvaient tenir fort à l'aise. Les avantages d'un pareil moyen sont très problématiques. La charité, cette vertu immense dans ses résultats, aujourd'hui peut-être plus difficile à exercer, quand il s'agit de laisser au riche, que de donner au pauvre, s'entend d'une autre manière. Ainsi, outre qu'il est peu de personnes dont la fortune ne soit assez dorée de médiocrité pour recourir aux eaux d'Enghien, jamais les malheureux n'en ont été repoussés.

Toutes les chambres de l'établissement, notamment dans les quatre pavillons, sont meublées avec goût quoique avec simplicité ; une extrême propreté en constitue le luxe principal, et rien n'est d'un plus grand prix aux yeux d'un pauvre malade. On sent que partout on a voulu aider, guérir, consoler, faire du bien plutôt que faire du bruit. Le charlatanisme, cette exploitation hardie de l'homme par l'homme, bien autrement honteuse que la traite des noirs, procède tout différemment. Pour mieux tromper, il frappe par la forme et par l'apparence extérieures ; il promet, il affirme sans cesse, et presque toujours il réussit à séduire, tant l'espèce humaine est crédule, tant l'espoir de guérir est vivace et irréfléchi.

Le village d'Enghien est situé tout à côté de l'établissement thermal. Autrefois composé de quelques maisons, il va s'agrandissant de plus en plus. Dans peu d'années, il sera remarquable par son étendue, sa population, et tout se réunit pour en faire un séjour très agréable. L'air qu'on y respire dans les grandes chaleurs est plus doux, plus tempéré que celui des coteaux dont j'ai parlé, soit par l'abaissement du terrain, soit par une légère évaporation des eaux. Toujours est-il qu'Enghien ne ressemble plus à ce qu'il était au commencement de ce siècle. Pline a raison : *urbes aquæ condunt* : « ce sont les eaux qui font les villes. » Mais ce que ce vieil

historien de la nature entendait des fleuves,
peut très bien s'appliquer aux établissemens
thermaux. Quelle richesse, en effet, pour un
pays, qu'une eau minérale éprouvée et qui
jouit de quelque célébrité! Que l'on compare
le prix actuel des terres à Enghien et dans
les environs, avec ce qu'il était avant la fondation de l'établissement thermal, et l'on re-
connaîtra toute l'importance de celui-ci. A
quoi tient ce changement? d'où naissent cette
valeur croissante des propriétés, cette abondance de numéraire, cette énorme consom-
mation de denrées, ce bruit, ce mouvement,
cette foule? De quelques ruisseaux d'une
eau sulfureuse, fétide, long-temps inconnus
et négligés. Deux hommes les font connaître,
et l'heureux pays où ils coulent voit accroître
sa prospérité, tous participent à cette richesse hydro-minérale. La félicité des na-
tions ne tient souvent qu'à cela, l'idée d'un
homme de génie fécondée par le temps et le
travail.

16

Les communications d'Enghien et de l'établissement thermal avec Montmorency, dont il est peu éloigné, sont aussi nombreuses que faciles. On s'y rend par un chemin légèrement montueux, toujours couvert de voyageurs, de malades, de curieux, de gaies caravanes à pied, à cheval ou sur des ânes, qu'on trouve à louer très facilement. D'un autre côté, Saint-Gratien, son parc, ses avenues, offrent un but de promenade très agréable. M. Davilliers, par une idée philanthropique qu'on ne saurait trop louer, a mis aussi à la disposition du public le *bois Jacques*, faisant partie de sa magnifique propriété. On se rend également à Epinay par *l'allée des Soupirs*, autrefois très ombragée, mais toujours fraîche et verdoyante. Ces promenades multipliées, quand la nature du mal ne s'y oppose pas, aident singulièrement au rétablissement des malades. Ce moyen est puissant et il plaît; c'est un rafraîchissement pour les poumons, c'est un

bain d'air extérieur et d'un air imprégné de
ces bonnes et fraîches odeurs qui s'exhalent
de mille végétaux en fleurs ; c'est de plus un
exercice salutaire. Ainsi le malade augmente
et essaie ses forces, il en fait l'estimation la
plus positive. Aux réalités qu'il a obtenues se
joignent encore l'espérance de l'avenir, et
ces secourables illusions qui n'abandonnent
jamais les malheureux. Puis, légèrement fatigué, mais l'esprit satisfait, il rentre à l'établissement, où il retrouve ses habitudes aus-
tères, de nouveaux soins, et une réunion de
son goût. Alors il s'abandonne, il se laisse
vivre et guérir sans trop se soucier de ce
lointain avenir qu'on nomme le lendemain.
On ne saurait croire combien cette alterna-
tive de vie solitaire et de vie sociale, com-
binée avec un traitement médical parfaitement réglé, exactement suivi, influe sur le
physique et le moral, combien elle hâte la
guérison d'une infinité de maladies. Ce mode
d'existence concorde si bien avec les per-

sonnes qui souffrent, qu'on en voit qui, étant parfaitement guéries, achèvent la *saison* complète dans l'établissement ; elles y trouvent, en effet, ce que l'homme désire et cherche perpétuellement, la santé, le plaisir et le repos.

PROPRIÉTÉS PHYSIQUES DES EAUX MINÉRALES D'ENGHIEN.

Il y a plus de trente ans qu'étant en Dalmatie, sur les bords de l'Adriatique, j'admirais souvent la pureté cristalline de l'eau de la mer, qui me permettait de distinguer, à sept ou huit mètres de profondeur, les coquillages, les rochers, et quelquefois les crabes cheminant à pas lents sur un fond de sable. Cependant qu'y a-t-il de plus compliqué que l'eau de la mer dans ses élémens constituans ? Il en est de même de certaines eaux minérales, et notamment de celles d'Enghien. Froides, limpides, légères, brillantes à leur point d'émergence, elles flattent l'œil, mais non l'odorat, et encore moins le goût. Fourcroy remarque avec raison que l'odeur en est peut-être plus désagréable que le goût, et qu'on les boit sans difficulté en comprimant les narines. Elles exhalent surtout, à quelque distance, une odeur d'hydrogène sulfuré désagréable, mais jamais dangereuse, plutôt calmante qu'excitante. On a comparé avec raison leur odeur à celle des œufs couvés, gâtés, comme celle de toutes les eaux minérales analogues. Leur saveur se distingue assez nettement de celle des eaux de Barèges ou de Cauterêts. Bue par petites gorgées, l'eau d'Enghien laisse à la dégustation un léger sentiment d'amertume et d'astringence, dû sans doute à ses principes minéralisateurs. Si on trempe dans cette eau, comme je l'ai fait plusieurs fois, un morceau de pain ou de biscuit, qu'on mange ensuite, c'est alors que son goût nauséabond et d'hydrogène sulfuré est encore plus prononcé.

L'eau d'Enghien, d'après l'observation des gens du pays, confirmée par Fourcroy et Delaporte, quoique froide, ne gèle jamais, même pendant les plus grands froids. On remarque alors un brouillard assez épais qui s'élève au dessus du ruisseau, ce qui arrive toutes les fois qu'un liquide est plongé dans une atmosphère plus froide que la sienne. Cette non-congélation de l'eau d'Enghien, dans les hivers les plus rudes, prouve qu'elle contient une quantité plus grande de calorique que l'eau ordinaire. Toutefois, sa température n'est que de 11 degrés (Réaumur) et de 13 à 14 au thermomètre, centigrade. Aussi cette eau minérale est-elle classée dans la division des eaux *sulfureuses froides*. Cette qualité offre d'inappréciables avantages, car on peut la boire immédiatement et dans son état le plus naturel. Des eaux minérales trop chaudes, au contraire, et qu'on est forcé de laisser refroidir avant leur emploi, perdent nécessairement de leurs propriétés, car les parties aqueuses ne sont pas les seules qui se dissipent par l'évaporation ; la théorie et l'expérience sont ici parfaitement d'accord.

Toute limpide qu'elle est, l'eau minérale d'Enghien ne tarde pas à se décomposer à l'air libre au bout d'un certain temps. Son odeur diminue et disparaît ; mais la saveur se fait longtemps sentir, bien qu'elle ne soit pas tout-à-fait la même que dans le commencement. Cette eau devient louche, il se forme un précipité qui annonce que sa synthèse naturelle a cessé d'exister. Au contraire, si l'eau d'Enghien est préservée de l'action de l'air, elle se conserve intacte pendant très longtemps. M. Ossian Henry en a vu qui était parfaitement conservée après quatre à cinq ans. M. Deslauriers, qui a fait l'acquisition de la pharmacie de Vauquelin, parent du célèbre chimiste de ce nom, assure que, par des circonstances particulières, ayant retrouvé des bouteilles d'eau d'Enghien, qui avaient près de vingt ans de date, cette eau avait conservé *tout son principe sulfureux*. Mais je dois dire, ajoute M. Deslauriers, que les bouteilles étaient très bien bouchées et goudronnées, qu'elles avaient été déposées, couchées dans une cave, par conséquent dans un lieu frais et à peu près privé de lumière.

Ajoutons encore que, d'après les expériences de M. Longchamp, l'eau d'Enghien ne se décompose à la chaleur qu'à 85, 90 et 100 degrés centigrades. Il en résulte que cette eau, placée à l'abri de l'air, est chauffée à Enghien par un appareil très ingénieux, sans qu'elle perde rien de ses propriétés sulfureuses. Des expériences comparatives, faites avant et après cette opération, ont démontré l'identité parfaite des propriétés de l'eau minérale.

ANALYSE CHIMIQUE.

On a mille fois raison quand on dit, en

parlant des eaux minérales, qu'il faut les étudier et surtout les employer dans leur *état de vie et d'action*, c'est-à-dire quand la nature les produit immédiatement à la surface de la terre. Mais si leur efficacité est alors plus prononcée, leur analyse est aussi beaucoup plus exacte ; quand je dis exacte, j'entends proportionnée aux moyens actuels de la science ; car, lorsqu'il s'agit de l'étude chimique d'une eau minérale, il faut se rappeler le mot toujours cité et toujours juste du célèbre Chaptal, que ces analyses ressemblent à *des dissections anatomiques opérées sur le cadavre*. On voit que la puissance analytique de la science est assez bornée. Ce qui le prouve, c'est que ces analyses diffèrent à quelques années de distance. Des procédés plus parfaits, de nouveaux réactifs donnent des résultats qui ne sont pas ceux obtenus précédemment; il n'y a donc ici que des vérités relatives. Quelle différence entre la première analyse, où l'on découvre le *foie de soufre terreux*, annoncé d'abord par Macquer, et les analyses actuelles !

Quoi qu'il en soit de ces difficulés, il existe dans chaque eau minérale des principes tellement abondans, qu'ils en font la base et le caractère, qu'ils en déterminent les propriétés chimiques et médicales. Ainsi les sources d'Enghien recèlent un principe d'hydro-sulfure, mais qui diffère pourtant de celui des eaux minérales plus ou moins analogues à celles d'Enghien.

Après l'examen assez incomplet de Macquer, l'eau minérale d'Enghien fut savamment analysée par Fourcroy et Delaporte, puis, par Deyeux. Toutefois, malgré le travail de Fourcroy, travail qui fut très remarqué à l'époque où il parut, la réputation de l'eau minérale d'Enghien ne s'étendit que dans un petit rayon. Ce ne fut qu'après la fondation de l'établissement actuel qu'on reprit l'étude chimique de cette eau, et comme les moyens analytiques de la science étaient

en progrès, les travaux qui eurent lieu pré-
sentèrent plus de précision et d'étendue.
Parmi les derniers chimistes qui se sont oc-
cupés de cette analyse, on peut remarquer
MM. Longchamp et Ossian Henry (1). C'est
la remarquable analyse de ce dernier qui
nous servira de guide ; on ne saurait faire un
meilleur choix. Sans entrer dans de longs
détails pour lesquels nous renvoyons au travail même de M. Henry, nous pouvons dire
néanmoins que ce chimiste regarde l'eau
d'Enghien comme complétement exempte de
sels de potasse. Selon lui, les eaux sulfureuses
des Pyrénées diffèrent de celles d'Enghien
en ce que les premières ont pour base un
hydro-sulfate alcalin associé à du *carbo-
nate alcalin* ainsi qu'à une matière particulière désignée sous le nom de *barégine* ou
glairine, tandis que la seconde a pour base

(1) *De l'eau d'Enghien*, par M. Ossian Henry, chef
des travaux chimiques de l'Académie royale de médecine. (Extrait du *Journal de pharmacie*, n° IX, 1857.)

un *hydro-sulfate calcaire*, sans traces sensibles de glairine ; c'est une eau *hydro-sulfatée calcaire*, *hydro-sulfurique*. Reste maintenant à savoir si le principe sulfureux, base essentielle de ces eaux, est aussi abondant que dans les plus accréditées sous ce rapport. Les nouveaux travaux ont prouvé que l'eau d'Enghien est une des plus riches qu'il y ait en France.

Toutes ces analyses ont été faites avec de l'eau puisée aux sources dites *Cotte*, *Royale Nouvelle* et de la *Pêcherie*. S'il y a quelques différences, elles sont assez minimes pour ne pas altérer sensiblement les qualités de l'eau minérale. Ajoutons que dans certains cas pathologiques, il est bon de se servir de celle dont l'activité est moins prononcée. On a pourtant remarqué que les principes constituans de l'eau d'Enghien, comme il arrive à toutes les eaux minérales, éprouvaient des variations plus ou moins appréciables. « Ainsi, dit M. Henry, la quantité de soufre du prin-

cipe sulfureux a été tantôt de 0,063—0,055—
0,070—0,048—0,045, pour 1000 grammes
d'eau. Ces variations se rapportent bien moins
à la température de telle ou telle saison qu'à
des causes minéralisantes, et l'on ne sera pas
peu surpris d'apprendre que tout récemment, en janvier 1837, après les longues
pluies de l'automne, cette eau sulfureuse m'a
présenté, à l'aide du sulfure d'argent, une
quantité de soufre un peu supérieure à celle
fournie au mois de juillet. J'ai obtenu, en
effet, pour 1,000 grammes d'eau, soufre 0 g^r,
048 — 0 g^r,047. Ce fait permet de croire que
l'eau puisée dans la saison d'hiver est aussi
riche en soufre et peut être employée avec
les mêmes avantages pour les usages de la
médecine. »

Depuis le travail de M. Henry, M. le docteur Dupasquier, au moyen de la *teinture
alcoolique d'iode*, employée avec un instrument qu'il nomme *sulfhydromètre*, détermine
avec la plus rigoureuse précision les quantités

17

de l'acide *sulfhydrique* des eaux sulfureuses. Ce procédé, exposé avec un plein succès devant l'Académie de médecine, appliqué à l'eau d'Enghien, a prouvé combien elle était riche sous ce rapport.

Ainsi, en résumant ce qui a été dit sur le sujet qui nous occupe, on peut admettre les *conclusions* suivantes du travail de M. Henry.

1° L'eau minérale naturelle d'Enghien, dont la base est un *hydrosulfate* de chaux mêlé de quelques traces d'*hydrosulfate-magnésien* et d'acide *hydrosulfurique libre*, doit être considérée comme une eau *hydrosulfatée calcaire hydrosulfuriquée*.

2° La proportion de soufre que représente l'acide hydrosulfurique, total qu'elle renferme, surpasse pour le même poids, à une exception près et souvent de beaucoup, la quantité de ce principe contenu dans toutes les eaux sulfureuses connues de la chaîne des Pyrénées.

3° L'eau d'Enghien paraît se former sous

l'influence de l'eau dans un banc de gypse par la décomposition réciproque du sulfate calcaire et des matières organiques qui l'accompagnent.

4° La température peu élevée de cette eau n'influe en rien sur ses propriétés bienfaisantes, car on peut l'élever aisément dans des appareils appropriés à une température de 60 à 65 degrés centigrades, sans qu'elle perde aucun de ses principes et qu'elle ait subi la moindre altération.

5° Sa basse température permet en outre de la mettre en bouteille aussitôt la sortie de la source, et sans qu'il faille la refroidir à l'air ; ce qui contribue à assurer sa longue conservation et sa facile expédition au loin, lorsque les vases sont remplis entièrement et très exactement bouchés.

6° La nature diverse de telle ou telle saison n'influe en rien sur les quantités de soufre que l'eau d'Enghien peut contenir, c'est ce qui permet de la puiser avec les mêmes avantages en hiver qu'en été.

7° Enfin, les propriétés éminemment salutaires de l'eau d'Enghien, dans une foule de cas, la rendent très précieuse à la médecine par sa richesse en soufre, et d'après les bons effets qu'elle produit et que l'expérience démontre tous les jours.

Ces conclusions, ainsi que les expériences de M. Dupasquier, sont jusqu'à présent le dernier mot de la science, sur les eaux minérales d'Enghien. Dans la troisième, l'auteur dit que cette eau *paraît se former* sous l'influence, etc. On ne peut s'empêcher d'approuver sa retenue. En effet, toutes les fois qu'il s'agit d'une eau minérale, l'esprit se reporte toujours à désirer connaître le mode secret employé par la nature pour élaborer dans le sein de la terre ces énergiques remèdes. Mais, sur ce point, tout est problème et incertitude. Cette célèbre romancière qu'on nomme *Théorie* n'a pas manqué cependant d'apporter son tribut de raisonnemens et de conjectures à toutes les époques

de la science, et toujours inutilement. Que
de vérités encore couvertes des ombres du
mystère ! Que nous sommes loin de connaître réellement ce que nous croyons savoir si
bien ! Nous en avons ici un exemple des plus
remarquables. La *minéralisation*, la *thermali-
sation*, la *gazéification* des eaux minérales,
sont, en effet, trois termes d'un problème
insoluble jusqu'à présent. Ainsi, d'où pro-
viennent les eaux minérales? Où et comment
se forment les principes qui les constituent?
A ces hautes questions, on ne peut faire
qu'une très modeste et courte réponse; nous
n'en savons rien. Mettez ces véridiques paroles en regard des immenses recherches,
des gros volumes, de l'énorme catalogue
de Carrère, des travaux de l'ancienne Société
royale de médecine, des documens amoncc-
lés dans les cartons de différens ministères,
et puis évaluez la science des médecins, des
naturalistes, des chimistes, des géologues,
sur ce sujet, et vous verrez à quoi se réduit

le *produit net*. Nous avons beau analyser, séparer, peser, calculer, *les forces cosmologiques* de la nature nous sont trop peu connues à cet égard pour avoir des idées précises. C'est au point que, malgré la différence des époques, il faut encore donner raison à Rabelais, lui qui cacha souvent la vérité sous un masque cynique. « Eh ! m'esbahis grandement, dit-il, d'ung tas de fols, philosophes et medicins qui perdent temps à disputer d'oud vient la chaleur de ces dictes eaües ; si c'est à cause du baurach ou du soulphre, ou de l'alun ou du salpestre qui est dedans la minière ; car ils n'y font que ravasser ; et mieulx leur vauldroit se aller frotter le cu au panicaut, que de perdre ainsy le temps à disputer ce dont ils ne sçavent l'origine. » (Liv. II , chap. 30.) Je ne sais si les savans sont disposés à suivre le conseil de Rabelais, toujours est-il qu'on dispute encore sans s'entendre davantage. Quelques-uns regardent cependant comme prouvé que ces eaux acquièrent leur chaleur, quelquefois extrême , en passant très près des volcans , ou bien dans le voisinage du feu central de la terre , c'est-à-dire , à d'incommensurables profondeurs. Personne n'ignore que ce feu central a maintenant les faveurs de la science ; assez long-temps les *Neptuniens* l'ont emporté , il est bien juste que les *Vulcaniens* triomphent à leur tour.

Ce qui vient d'être dit prouve avec quel soin , quelles précautions, quel mystère, la nature élabore les eaux minérales, et par conséquent combien il est difficile de les imiter. De là la vérité de ce vieil adage, *dulcius ex ipso fonte bibuntur aquæ.* « Les eaux bues à la fontaine même n'en sont que plus agréables. » Toutefois, quand l'homme ne peut ni voir, ni savoir, il invente ; aussi a-t-on fait des eaux minérales de toutes les qualités. Mais, à l'exception d'un petit nombre fabriquées par des chimistes dont le talent et la probité sont hors de doute , beaucoup d'eaux minérales artificielles manquent des qualités qu'il est possible de leur donner (1). Heureusement que l'eau d'Enghien ne saurait être comptée parmi ces dernières, au moins à Paris, d'abord à cause que les sources en sont peu éloignées ; en second lieu, parce qu'en la préservant de l'air extérieur, elle se conserve longtemps dans sa pureté primitive, avantages qui ne sont pas à dédaigner.

(1) Je n'en veux pour preuve que l'eau de Seltz dont l'usage est devenu si général. Si on excepte quelques établissemens, comme celui du Gros-Caillou, d'une réputation si justement acquise, celle qu'on boit est souvent préparée avec du gaz non lavé, mêlé de *gaz hydrochlorique,* un des plus irritans pour les estomacs délicats. Mais on veut *du bon marché ;* or, le bon marché est le plus terrible ennemi de la santé, parce qu'en général il exclut la qualité supérieure. Malheureusement le public prête toujours l'oreille à celui qui crie le plus fort. Ainsi l'opinion n'est plus aujourd'hui la reine du monde, c'est l'*annonce.* Ce moyen si habilement perfectionné a son degré d'utilité ; mais aussi combien il favorise des hommes qui, vendant aux malades des espérances et des poisons, arrivent à la fortune par un chemin où les honnêtes gens n'ont pas l'habitude de passer.

PROPRIÉTÉS MÉDICALES.

Si, lorsqu'on emploie médicalement une eau minérale, on mettait dans un rapport convenable, appuyé par l'observation, justifié par les faits, la nature de la maladie, la constitution individuelle, le mode d'administration et les résultats obtenus, on ne serait pas affligé de cette énumération hyperbolique de propriétés curatives attribuées à telle ou telle source d'eau minérale. D'un autre côté, il est d'autres eaux qui, longtemps obscures et négligées, prendraient le rang qui leur convient en médecine et dans l'opinion publique. En général, ce ne sont pas les observations particulières qui manquent pour les eaux minérales, ce sont les bases, les principes; j'entends par *principe* la somme complète de toutes les valeurs de faits analogues.

Rien de semblable pendant longtemps n'avait été conçu et exécuté pour les eaux d'Enghien; les faits particuliers de guérisons étaient à peine recueillis. Celui qui fut annoncé autrefois par un M. Lambert, secrétaire des commandemens du prince de Condé, dans le *Journal de Paris* (mai 1787), n'eut qu'un retentissement temporaire. Il a fallu que le colonel anglais, Hyde-Parck, blessé dans la guerre d'Amérique, souffrant depuis longtemps des suites de sa blessure, se guérît complètement par les eaux d'Enghien, pour qu'on apprît qu'à peu de distance de la capitale il existait une piscine salutaire pour de pareils cas. Ce qui n'empêche nullement d'envoyer à grands frais les militaires à Barèges. Il fallait encore que Louis XVIII, atteint d'une goutte constitutionnelle chronique, se mît à l'usage des eaux d'Enghien, dont l'action a certainement prolongé son existence, pour démontrer leur efficacité dans un pareil cas. Trois fois par semaine, on venait puiser de l'eau sulfureuse à l'une des sources pour le royal malade ; de là l'origine de la source du *Roi*, si connue maintenant.

Aujourd'hui, les propriétés médicales des eaux d'Enghien sont plus connues et mieux appréciées, bien qu'il y ait encore des points obscurs sur cet intéressant sujet. Il résulte pour moi, des observations faites par beaucoup de médecins, de celles que j'ai recueillies, et dont je ne puis donner ici qu'un sommaire parce qu'elles exigent de nouvelles recherches, que cette eau minérale est d'une grande activité sur l'économie, et que, par une sage méthode de l'administrer, on obtient des résultats plus étendus, plus variés qu'on ne le croirait d'abord.

Effets généraux. Il est reconnu que presque toutes les eaux minérales sont excitantes, et celle d'Enghien ne fait pas exception. Aussi n'y a-t-on recours que pour les maladies chroniques dans certains cas et chez les individus où l'on ne craint pas d'activer trop fortement l'économie. Voilà la pratique ordinaire. Mais Bordeu va plus loin; cet illustre médecin veut que l'action des eaux sulfureuses produisant un surcroît d'activité vitale, détermine une sorte de fièvre, un *appareil critique artificiel*, selon son expression; or, c'est à cette crise qu'il attribue une infinité de guérisons presque merveilleuses opérées par les eaux des Pyrénées. Mais, il faut l'avouer, c'est là un point excessivement délicat de médecine pratique; car si cette crise est dans certains cas favorable, elle peut aussi produire des symptômes plus graves; alors la maladie se *précipite*, pour ainsi dire, vers une terminaison funeste. Certainement il n'est donné qu'à très peu de praticiens de déterminer avec précision la mesure, l'étendue, la puissance de cette méthode perturbatrice, de distinguer nettement l'excitation *morbide et dangereuse*, de l'excitation *révulsive et salutaire*. Bordeu parlant des hypocondriaques, dont il trace les souffrances d'une manière aussi piquante que philosophique, dit : « J'en ai vu quelques uns guéris par l'usage des eaux chaudes en boisson et en bain, et beau-

coup d'autres en furent soulagés. J'ai parfaitement remarqué, ajoute-t-il, que ceux à
qui ces eaux causaient une grande chaleur
dans les entrailles guérissaient radicalement
s'ils persévéraient dans leur usage, » (œuvres
de Bordeu, édit. de 1818, p. 855). Mais où
est le médecin de nos jours qui donnerait un
tel conseil? On s'effraie plus facilement
qu'autrefois, et ce grand principe de médecine pratique, *nihil temerè, nihil negligenter,*
« rien avec témérité, rien avec négligence, »
n'a pas maintenant toute la portée qu'il
devrait avoir. Le très grand nombre des
médecins se contente donc de prescrire les
eaux minérales sulfureuses dans les circonstances où l'on ne craint pas d'exciter l'organisme. J'ai pourtant vu dans deux cas de scrofules, déjà guéries, continuer, avec succès,
l'emploi des eaux d'Enghien au-delà de ce
qu'on peut nommer le point de *saturation
médicamenteuse;* l'intention était d'assurer
la guérison, et on y réussit complètement.

18

Quand on boit les eaux d'Enghien avec une certaine abondance, on ne tarde pas à éprouver de la chaleur, de la sécheresse à la gorge, de la constipation. Prises en bains, à une température tiède, elles activent la circulation, déterminent le sang à la tête ; le cœur bat avec force, le pouls s'élève, effets qui augmentent à proportion qu'on diminue l'intervalle des bains ou qu'on augmente la température de l'eau. Ces résultats doivent être soigneusement observés, parce qu'ils sont les signes patens des indications à remplir, des effets à obtenir ou déjà produits.

Ces eaux minérales augmentent notablement l'énergie du système tégumentaire; elles excitent, elles *décapent* la peau pour ainsi dire, mais celle-ci se raffermit par cela même; elle finit par acquérir un surcroît d'énergie vitale, très important dans beaucoup de cas, et les malades deviennent moins impressionnables aux influences atmosphériques. De là l'emploi très rationnel de ces eaux dans les catarrhes bronchiques à tous les degrés, dans les rhumatismes, etc.; et plus d'un malade a pu dire, après une saison à Enghien, ce que me répétait M... dans l'hiver qui suivit l'emploi de ces eaux : « Je tiens bon contre le rhumatisme, *ma peau est trempée.* » Cet organe est chez certaines personnes d'une sensibilité toute particulière; il en résulte, pendant l'emploi des eaux, une éruption de petits boutons ou de pustules sur une surface plus ou moins étendue. Cette éruption, quelquefois critique, est presque toujours suivie d'une amélioration plus ou moins prompte dans la santé du malade ; plus souvent l'éruption est tout-à-fait locale, produite seulement par l'action de l'eau minérale. Bien qu'alors elle ne soit pas aussi avantageuse que dans le premier cas, elle a pourtant un effet révulsif qu'il ne faut pas négliger ; ainsi, dans l'une et l'autre circonstance, cette éruption doit être observée, ménagée, notamment quand elle couvre une surface assez étendue de la peau.

Il est des tempéramens qui doivent s'abstenir des eaux minérales d'Enghien, ce sont les personnes pléthoriques, les individus menacés de congestion sanguine, surtout à la tête, et qu'on nomme *des apoplectiques ambulans*. Elles sont également contre-indiquées dans les phlegmasies chroniques, dans toutes les maladies où domine la pléthore sanguine, dans les anévrismes du cœur et des gros vaisseaux, les hémorrhoïdes, la phthisie pulmonaire avancée, les hémorrhagies actives, les irritations nerveuses ou chroniques. Il ne faut pas s'imaginer pourtant qu'on puisse séparer, d'une manière tranchée, les cas qui s'opposent à l'emploi de cette eau minérale, de ceux où il faut y recourir. Les malades présentent tant de différences constitutionnelles, et les maladies tant de complications, de formes, de nuances, de variétés, qu'un médecin dédaignant une pratique vulgaire et automatique, peut, dans certaines périodes d'une maladie, trouver l'indication formelle de ces eaux. Sans contredit, s'il nous était possible de connaître à fond la vérité dans les affections morbides, de remonter des effets à la cause, des phénomènes à leur loi, nous saurions avec certitude quand il faut rejeter ou employer tel ou tel médicament puissant et actif. Mais, dans le doute, nous ne pouvons nous en rapporter qu'à l'expérience inductive, résultat de faits multipliés ; eh bien ! l'expérience, ce souverain juge du *vrai* et du *faux* en médecine, a démontré que l'eau minérale d'Enghien, employée avec les précautions convenables, fait cesser des spasmes nerveux, détermine des hémorrhagies salutaires, calme des bronchites encore à l'état aigu, et même, soit dit à l'opposé des doctrines actuelles, tempère *l'acrimonie* des humeurs ; j'aime cette vieille expression, elle me semble bien près du vrai. J'ajoute enfin que ces eaux guérissent parfois, quoique les indications aient été contraires en apparence. Au reste, c'est un principe

admis depuis longtemps, que les eaux minérales ont souvent une action aussi cachée que
la cause elle-même des maladies. Mais ce
résultat, tout-à-fait expérimental et empirique, demande de nouvelles observations.

Les maladies plus *spécialement* combattues
par les eaux d'Enghien sont assez nombreuses pour justifier leur réputation ; et je n'en
présente ici qu'un très rapide exposé.

Ainsi ces eaux ont une efficacité incontestable dans les affections du système lymphatique, par conséquent dans les *scrofules*, les
engorgemens glanduleux, notamment chez
les sujets pâles, bouffis, étiolés. Les anciens
appelaient le mercure un *fondant vrai* ; certes, il n'en est pas de plus vrai que les eaux
sulfureuses bien administrées et dont l'action
est corroborée par l'influence hygiénique des
lieux et du régime;

La *leucorrhée* ou flueurs blanches, soit lo-
calement, soit en fortifiant l'estomac; dans
tous les écoulemens par atonie de la ma-

trice, les affections du col de cet organe;

La *chlorose* ou pâles couleurs; elles secondent admirablement les préparations de fer; elles les suppléent même quand leur emploi est contre-indiqué, circonstance beaucoup plus fréquente qu'on ne croit communément;

Certains cas d'*aménorrhée* ou suppressions de règle, notamment quand cette affection coïncide avec l'atonie de l'organisme, lorsque la nature manque d'énergie pour déterminer l'éruption menstruelle, quand il y a une disposition *chlorotique*, etc.;

La *gastralgie*, surtout quand cette maladie se lie à des *écoulemens utérins*; il en est pourtant qui guérissent sans cette circonstance, et je pourrais en citer de notables exemples;

Les *maladies de la peau* sous une infinité de formes. On sait toute l'efficacité des eaux sulfureuses dans cette classe de maladies. Bien entendu qu'il faut déterminer avec soin l'espèce d'affection cutanée, sa durée, la période où elle est parvenue, sa cause particulière s'il est possible de la découvrir, etc. Les rétrocessions exanthémateuses sont également combattues avec avantage par l'emploi de ces eaux.

Les *ulcères chroniques*, principalement atoniques, scrofuleux, la *carie*, les plaies *fistuleuses*, etc., guérissent ou s'améliorent constamment par l'emploi persévérant de ces eaux ; elles activent la vitalité des tissus, et toujours dans une proportion très capable de hâter la cicatrisation. Le docteur Isid. Bourdon remarque avec raison qu'on les a employées *efficacement* pour déterger de vieux ulcères et des varices ouvertes. Il cite à ce sujet l'emploi heureux qu'en faisait le feu roi Louis XVIII. (*Guide aux eaux minérales de la France et de l'Allemagne*, 1834).

La *goutte* et les gonflemens arthritiques, pourvu que la maladie soit à l'état chronique, que les douleurs ne soient pas très vives, qu'il n'y ait aucune disposition aux

congestions viscérales. Je ne crains pas de
répéter ici ce que j'ai dit ailleurs (1). » Les
médicamens anti-goutteux, proprement dits,
sont aujourd'hui à peu près abandonnés;
un *criticisme* médical, élevé, conséquent et
consciencieux, a démontré, en effet, que ces
moyens n'ont aucune efficacité; aux empiri-
ques seuls appartient le droit de moisson-
ner dans ce champ de mensonges et de déceptions. « Il n'y a qu'un traitement bien
combiné avec un régime convenable qui
puisse amener un soulagement marqué,
durable, presque l'équivalent d'une guérison
complète. La goutte, *naturalisée* pour ainsi
dire dans les hautes sociétés de l'Europe,
surtout dans le nord, ne peut être combattue
efficacement que de cette manière : agir autrement c'est une dérisoire et complète erreur.

(1) *Guide pratique* des *goutteux* et des *rhumatisans*
ou recherches sur les meilleures méthodes de traitement, curatives et préservatives des maladies dont ils
sont atteints. (2e édition, chez Dentu, Palais-Royal.)

Quand l'état aigu est dissipé, il est certain que l'eau minérale d'Enghien peut être employée avec succès surtout quand on le fait avec méthode, avec discernement. Il est d'autres eaux minérales peut-être plus célèbres sous ce rapport, et qui agissent par les urines. Mais l'action des eaux d'Enghien est plus prononcée sur la peau qu'elle ranime, qu'elle fortifie, qu'elle rend moins susceptible aux impressions atmosphériques tout en favorisant la transpiration, double et précieux avantage que les goutteux sauront apprécier. Ces moyens ont un succès presque assuré surtout quand on les seconde par un régime convenable. Ce point est capital, quoique difficile pour les goutteux. M. Magendie, dans son ouvrage sur la gravelle, cite, entre autres exemples, le cas d'un homme alternativement atteint ou affranchi de la goutte, selon que le *thermomètre* de sa fortune s'élevait ou s'abaissait, et qu'il passait par conséquent d'une manière de vivre plus somp-

tueuse et d'un régime plus succulent à une
vie plus modeste et plus sobre.

Les *rhumatismes* peuvent aussi être largement classés parmi les maladies qu'il convient de traiter par l'eau minérale d'Enghien
administrée sous toutes les formes. Il est
aisé de présumer que c'est dans les rhumatismes chroniques où son efficacité est surtout évidente. J'en ai vu qui guérissaient
avec une merveilleuse facilité dès les premiers bains et les premières douches; d'autres qui, à la vérité, présentaient plus de
ténacité, mais finissaient par s'améliorer
d'une manière remarquable. Les adultes, les
personnes un peu avancées en âge, sont celles
qui m'ont paru en obtenir de meilleurs effets; et la raison physiologique est facile à
trouver. C'est que chez eux le système cutané
n'ayant plus la même vitalité que dans la jeunesse, tout ce qui peut le stimuler, le ranimer, contribue à en maintenir les fonctions dans un état normal. C'est ainsi que

l'air chaud, les frictions sèches, la flanelle, les bains de sable chaud, offrent sous ce rapport d'incontestables avantages.

L'efficacité de ces eaux est encore démontrée dans les *contractions* des membres ou rétractions tendineuses; dans les *névralgies*, surtout par cause psorique ; dans les *coxalgies*, quand la fièvre n'existe plus ; dans les *ophthalmies* chroniques, scrofuleuses, catarrhales; la *fistule lacrymale* peu avancée, la *laryngite* chronique, etc., bien plus, dans des cas de *mélancolie* et d'hypocondrie compliqués d'affections *herpétiques* qui nécessitaient tout à la fois un médicament spécial et un stimulant extérieur. Le savant docteur Falret, dont le bel établissement de Vanvres a acquis tant de réputation sous le double rapport scientifique et administratif, n'a pas hésité de recourir aux eaux minérales d'Enghien ; il en a obtenu des succès inespérés. Un pareil témoignage est bien fait pour encourager dans le traitement si difficile, si incertain, si compliqué de pareilles maladies.

On voit, par cet exposé, qu'il serait facile de prétendre que les eaux minérales d'Enghien sont d'une utilité marquée dans beaucoup de maladies. C'est une véritable *pharmacie naturelle* que nous présente la nature dans un lieu qu'elle a, du reste, comblé de ses faveurs. Mon intention n'étant pas de faire un traité didactique de leurs propriétés, je m'abstiens d'observations particulières ; j'en possède néanmoins de très remarquables, recueillies soit dans ma pratique particulière, soit dans celle d'une foule de confrères instruits. Parmi ces derniers, je ne saurais néanmoins passer sous silence quelques fragmens d'une note intéressante qu'a bien voulu me communiquer M. le docteur Rayer, médecin inspecteur de ces eaux, aussi recommandable par son savoir que par son habileté pratique.

« J'ai constaté, dit cet estimable confrère, que l'eau sulfureuse d'Enghien, prise en boisson dans les *catarrhes de vessie*, indépendans de corps étrangers, d'engorgemens

19

considérables de la prostate, et de rétrécisse-
mens de l'urètre, avait une efficacité réelle ;
et c'est probablement à de semblables cas
qu'il faut rapporter la plupart des guérisons
observées à d'autres sources sulfureuses, par
d'autres médecins. J'ajoute que, par l'usage
des eaux d'Enghien, on rend quelquefois plus
durables les guérisons de catarrhes de la vessie compliqués de rétention d'urine, obtenues soit par la dilatation, soit par la cautéri-
sation, soit par la scarification de l'urètre.

« Presque toujours aussi on obtient des
eaux d'Enghien, administrées en bains, en
douches et en boisson, des effets salutaires
dans le traitement de certains catarrhes de
la vessie (avec rétention incomplète de l'u-
rine et affaiblissement des membres infé-
rieurs), qu'on observe, soit chez des individus atteints de rhumatismes chroniques, soit
chez d'autres individus affectés de pertes sé-
minales et d'une maladie de la moelle épi-
nière.

« Mes observations sur les eaux d'Enghien confirment encore en grande partie ce qu'on a dit de l'efficacité des eaux sulfureuses en général, dans le traitement des maladies chroniques qui se *manifestent à la peau* ; maladies généralement connues en France sous le nom de *dartres*. Indépendamment de leur effet salutaire sur la constitution, les eaux sulfureuses, et celles d'Enghien en particulier, ont sur la peau une action qu'il convient quelquefois de rendre plus active en prolongeant la durée du bain ; et qu'il est bon, dans d'autres cas, d'affaiblir soit en diminuant la durée de l'immersion du corps dans l'eau, soit en ajoutant à l'eau minérale de la gélatine ou une certaine quantité d'eau ordinaire.

« Dans d'autres circonstances, et surtout lorsque les éruptions dartreuses étaient survenues après un long dérangement des fonctions digestives, en administrant les bains et les douches d'eau minérales d'Enghien pure, à une température élevée, on a imprimé un caractère d'acuité à ces éruptions, et parfois augmenté leur intensité ; puis on a vu la santé générale s'améliorer, les éruptions se flétrir et devenir de plus en plus rares.

« Plusieurs fois, à la vérité, j'ai vu les malades revenir l'année suivante, dans l'espoir d'un nouveau soulagement, le mal s'étant reproduit après quelques mois d'une guérison apparente. Au reste, ces déplorables récidives, je les ai observées sur d'autres malades après des cures faites à Louesche, à Cauterets, à Barèges, à toutes les sources renommées pour leur efficacité contre les affections dartreuses.

« L'eau d'Enghien peut être prise en boisson, avec succès, dans plusieurs maladies des *organes de la respiration*, et surtout dans certaines bronchites qui, après avoir débuté par un coryza, sont bientôt accompagnées d'un emphysème pulmonaire ; inflammations particulières des voies aériennes qu'on voit quelquefois alterner avec des dartres à la marge de l'anus, aux oreilles et sur d'autres parties du corps. Dans ce cas, ils convient presque toujours de porter graduellement la dose de l'eau d'Enghien à quatre ou cinq verres par jour. Le soulagement qu'elle amène ne peut être attribué à l'effet laxatif qu'elle produit quelquefois ; car j'ai vu la dyspnée, compagne de cet emphysème, cesser sans que l'effet purgatif eût lieu. Et, ce qui est plus remarquable, des malades qui depuis plusieurs années éprouvaient habituellement de ces accès de dyspnée, soit à la fin de l'automne ou pendant l'hiver, n'en ont plus eu ou n'en ont ressenti que de légers, dans le cours de l'année qui a suivi la cure.

« L'eau d'Enghien à la dose d'un ou deux verres par jour, pure ou coupée avec le lait, peut être substituée avec avantage, à Paris, à l'eau Bonnes dans le traitement de la première période de la phthisie pulmonaire, surtout chez les individus d'une constitution lymphatique ou strumeuse. L'usage de l'eau sulfureuse doit être secondé par une foule de précautions hygiéniques dont les classes aisées de la société peuvent seules s'entourer.

« Je ne suis pas encore à même de dire exactement les avantages et les inconvéniens des eaux d'Enghien dans le traitement des inflammations chroniques des *voies digestives*. Toutefois j'ai constaté l'efficacité des bains sulfureux d'Enghien dans des cas d'appauvrissement de la constitution survenue chez des individus nés de parens dartreux, ou qui avaient eu eux-mêmes antérieurement des dartres, qui digéraient mal depuis plusieurs mois ou depuis plusieurs années, et qui avaient été traités à diverses époques, pour des gastralgies ou des gastrites chroniques ; dans plusieurs de ces cas, le rétablissement des fonctions digestives n'a été que passager ; mais dans presque tous l'état gé-

néral s'est amélioré, et on a remarqué une
diminution de la maigreur et un accroissement des forces musculaires.

« Vous savez, mon cher confrère, que les
jeunes filles et les jeunes garçons d'une constitution molle sont souvent atteints d'inflammations aiguës ou chroniques des *amygdales*, à la suite desquelles les glandes restent engorgées et quelquefois à un tel degré,
que les chirurgiens en pratiquent la résec-
tion pour remédier à la gêne qu'elles apportent à la déglutition et parfois à l'audition, et
à l'articulation des sons. Plusieurs fois j'ai vu,
après une cure d'eau sulfureuse d'Enghien
(dans laquelle l'eau était employée en garga-
risme, en boisson et en bains), ces engorgemens des amygdales disparaître complétement et les inflammations de ces glandes
être beaucoup plus rares et même ne plus
se reproduire.

« Les bains de mer et les eaux sulfureuses
sont de puissans modificateurs des constitu-

tions *scrofuleuses*. J'ai vu des malades atteints d'engorgemens, d'ulcères fistuleux
de ganglions lymphatiques, sous-maxillaires
ou d'ulcères atoniques des membres, prendre avec le plus grand succès les bains de
mer, après une cure faite à Enghien dans le
mois de juin et de juillet, et d'autres, après
une cure de bains de mer, venir faire un
heureux usage des eaux d'Enghien. Et il
m'a paru qu'il y avait, dans un assez grand
nombre de cas, plus d'avantage à procéder
ainsi qu'à faire pendant toute la belle saison
soit une cure uniquement sulfureuse, soit
uniquement une cure de bains de mer ; à
cette occasion je vous soumettrai une remarque sur un passage de Bordeu. « Je ne
« sais par quelle fatalité, dit-il, je n'ai vu
« que rarement des tumeurs et des glandes
« que nos eaux (eaux de Barèges) aient par-
« faitement et complétement fondues et ré-
« soutes. » — Cette fatalité on l'observe non
seulement à Barèges, mais à Enghien, mais à

Uriage, mais aux bains de mer, par tout enfin où l'on a à traiter de semblables engorgemens. Lorsqu'ils sont anciens ou considérables, ils ne disparaissent complétement qu'après des mois et quelquefois des années de traitement : tout ce qu'on peut espérer d'une cure sulfureuse, c'est de préparer la résolution de ces engorgemens et de la voir lentement s'opérer à la suite de changemens heureux apportés à la constitution par l'action des eaux minérales. Ce résultat je l'ai plusieurs fois obtenu de l'emploi des eaux d'Enghien, et je ne doute pas qu'on ne l'ait obtenu à beaucoup d'autres sources sulfureuses. J'ajouterai que j'ai vu, à Enghien, les douches sulfureuses en arrosoir et à légère percussion, dirigées sur les parties supérieures et latérales du col, ou sous les aisselles, hâter d'une manière remarquable la résolution de certains engorgemens strumeux. Enfin l'eau d'Enghien, employée comme collyre, peut quelquefois remplacer avec avantage les pommades de précipité rouge dont on fait généralement usage dans les inflammations chroniques ou strumeuses du bord libre des paupières. »

Ces remarques pratiques, faites avec autant de soin que de réserve, prouvent que les eaux minérales d'Enghien ne le cèdent à aucune autre. Elles tiennent toutes leurs promesses quand on sait les appliquer à propos et convenablement ; l'expérience et les applications, les faits et les chiffres en sont d'irrécusables témoignages. Néanmoins j'ai pu vérifier à Enghien l'observation déjà faite sur l'emploi de la plupart des eaux minérales ; c'est que dans certains cas leur efficacité est immédiate, tandis que, dans d'autres, le bien qu'elles produisent ne se fait sentir qu'à la longue. Aussi, dit judicieusement le docteur Pâtissier (*Manuel des eaux minérales*) : « Faut-il bien moins s'informer de la bonté des eaux minérales à ceux qui les prennent qu'à ceux qui les ont prises. » Les résultats consé-

cutifs, je le répète, sont quelquefois très différens des résultats immédiats ; il semble que
l'action du remède est souvent chronique
comme la maladie elle-même. Maintenant
est-il besoin d'ajouter que les eaux minérales
d'Enghien ne réussissent point dans tous
les cas? En signalant leurs propriétés très
remarquables, nous sommes loin d'en faire
une panacée presque universelle, de mettre
une absurde étiquette d'infaillibilité. Le *surge
et ambula* « lève-toi et marche » n'appartient pour toute maladie qu'à la parole divine. Les eaux d'Enghien guérissent plusieurs maladies, elles en soulagent un grand
nombre, elles sont impuissantes contre certaines affections. Le succès dépend du médecin qui les conseille et les emploie, de son
savoir, de son tact, de sa pénétration à bien
saisir les indications, hors de là tout est incertitude.

MODE D'ADMINISTRATION.

En parlant d'une eau minérale quelconque,

qui n'a pas entendu dire, elle est *bonne* pour telle et telle maladie? Rien de plus insignifiant et certainement de plus dangereux. Cette bonté ou plutôt cette efficacité des eaux est tellement relative, que si vous n'avez aucune expérience sur leur emploi, elles seront nuisibles bien que l'indication soit positive en apparence. Aussi ne conçoit-on que difficilement la légèreté avec laquelle on conseille l'usage des eaux thermales ; trop souvent l'*indifférence observe et le hasard décide*. Quelquefois ce sont les goûts particuliers du malade, ses convenances, ses affaires, ses habitudes qui tranchent la question. On se fait *ordonner* telle eau minérale plutôt qu'une autre. Un médicament, un régime quelconque, ne se prescrivent que quand on a étudié le sujet, le type normal de ses fonctions, surtout après avoir suivi, observé l'affection dont il se plaint, ce composé d'actions morbides qu'on nomme une *maladie*. Mais il n'en est pas toujours de même d'une

eau minérale ; on se détermine souvent d'a-
près des indications vagues, générales et par
conséquent insuffisantes : en voici un exemple
pris au hasard. Cette eau est *bonne* contre le
rhumatisme, sans contredit ; mais il faut savoir si ce rhumatisme est à l'état aigu ou
chronique et à quel degré, surtout quand il
affecte une articulation ; s'il est profond ou
superficiel ; s'il a son siège dans les muscles,
dans les parties aponévrotiques, dans le système nerveux, etc. ; s'il est fixe ou erratique ;
s'il s'agit d'une métastase rhumatismale sur
un viscère ; si son siège habituel est dans un
organe important, s'il est une affection unique, franche ou compliquée de goutte, de
principe vénérien. Ce n'est pas tout, il faut
encore examiner si le malade est jeune ou
brisé par l'âge ; si sa constitution est forte ou
débile, lymphatique ou sanguine ; s'il a subi
divers traitemens et quels traitemens ; s'il est
à sa première, seconde ou troisième saison
des eaux ; s'il n'habite pas un lieu malsain ;

20

si sa profession ne l'expose pas aux vicissitudes atmosphériques ; si lui-même sait se défendre des inclémences de la température ; s'il aura la prudence de continuer, pour ainsi dire, l'action des eaux par un régime, des précautions convenables. Voyez combien de conditions doivent être ici connues, pesées, examinées ; car, sans ces conditions relatives à une eau minérale, comment peut-on en déterminer l'emploi, en régler le mode d'administration, en préciser les effets, en calculer les résultats, et pourtant la santé est l'x qu'il faut dégager de la solution d'un problème aussi compliqué. Ce que je viens de dire s'applique en tout, comme on peut le croire, à l'eau minérale d'Enghien, d'une action assez énergique et excitante. Il faut donc, dans les commencemens, ne l'employer qu'à de faibles doses, tâter, pour ainsi dire, le malade et la maladie. Lorsque j'en fis usage pour mon propre compte, je ne pouvais supporter que des doses minimes, et des bains très tempérés ; mais, sur la fin, je me suis habitué à des doses plus fortes, quoiqu'en général toujours modérées.

Comme la plupart des autres eaux de même nature, celles d'Enghien s'administrent par les deux grandes surfaces de l'économie, *intérieure et extérieure*, autrement dit en boisson et en bains, douches et affusions. On les boit dès le matin aux sources ; cependant n'étant pas chaudes, contenant peu ou point de principes volatils, elles ont l'avantage de pouvoir être prises loin des sources, elles ne perdent rien. On les boit pures ou mêlées à moitié, au tiers, au quart, avec une infusion de chiendent, de fleurs de tilleul, ou bien de lait, soit de vache ou d'ânesse. J'ai vu un malade atteint de coliques néphrétiques, et qui, les prenant à parties égales avec de l'eau de Vichy, s'en trouvait très bien ; contre l'expérience il n'y a rien à répliquer. En les prenant à doses graduées, en variant les formes de l'administration, on peut imiter avec de

l'eau d'Enghien la plupart des eaux minérales des Pyrénées. Les effets thérapeutiques sont absolument les mêmes et l'on a de
moins les fatigues et les dépenses du voyage,
les dangers qui résultent des variations de
l'atmosphère dans les pays de montagnes;
enfin, le désagrément d'être éloigné pour
longtemps de sa famille et de ses occupa-
tions. Soigner à la fois sa santé et ses affaires
est bien une considération de quelque importance.

Ce que je viens de dire pour la boisson
peut s'appliquer aux bains et aux douches.
On les administre relativement à la température, à des degrés infiniment variés. Froids,
tièdes, chauds, purs ou mélangés diversement,
ces bains sont donnés sous toutes sortes de
formes, et toujours d'après les indications curatives. Quelle que soit la nature de la *barégine*,
cette substance pseudo-organique, inconnue
dans sa nature, et variable selon les eaux qui
la produisent, on la supplée parfaitement à

Enghien au moyen de la gélatine à doses frac-
tionnées. L'onctuosité est la même et les résultats parfaitement identiques.

Les bains de l'eau minérale d'Enghien ont
un grand degré d'activité, notamment quand
ils sont chauds, à la température de 35 à 40
degrés centigrades. Presque toujours alors on
observe sur la peau une éruption (*psydracia
thermalis*) plus ou moins vive et étendue. Le
phénomène que l'on nomme la *poussée*
s'annonce après quelques bains d'une heure
(rarement de plus de durée); il n'en est pas
ainsi à Louesche. On sait que dans ce dernier
établissement, on débute par une heure de
bain; le second jour, deux heures, en aug-
mentant ensuite jusqu'à ce qu'on soit parvenu
à huit heures de bain par jour, quatre le
matin et quatre le soir. La seconde semaine
se nomme *haute baignée,* et chaque jour six
ou huit heures de bain sont de rigueur. Vient
ensuite la semaine de *débaignée ,* pendant
laquelle on diminue graduellement les heu-

res de bain. Le phénomène qu'on nomme la *poussée* (éruption pustuleuse) s'annonce ordinairement à la fin de la première baignée. Il est certain qu'une pareille méthode, éminemment perturbatrice, doit produire de bons effets ; mais employée d'une manière trop générale, trop empirique, elle peut amener chez certains sujets de graves accidens. La bonne thérapeutique thermale doit agir avec plus de circonspection, pour opérer avec plus de sécurité. On a donc fait sagement d'y renoncer à Enghien. Quels que soient, d'ailleurs, les avis du médecin, il y a des malades qui, dans l'espoir de guérir plus vite, quelquefois même par amour-propre, outrent les prescriptions, aiment à risquer de pareilles épreuves médicales, dont l'issue a été fatale à plusieurs. La vanité, cette fée toute française, enfante parfois des merveilles ; mais combien lui doit-on aussi de désastres et de folies, même sous le rapport de la santé !

On administre également, à l'établissement d'Enghien, l'eau minérale en *douches* ascendantes ou descendantes, en *vapeurs*, en *arrosoir*, en *injections*, *affusions*, *lotions*, etc., avec une grande variété de volume d'eau. Il y a une douche descendante qui ne compte pas moins de vingt mètres de hauteur; c'est la plus élevée que l'on connaisse. On conçoit quelle force de pression doit avoir une pareille chute d'eau sur une partie du corps; toutefois il faut en calculer les effets avec précision et réserve.

Mais, quelle que soit l'efficacité des eaux d'Enghien, il est bon d'en suspendre l'emploi pendant quelques jours, pour les reprendre ensuite : ainsi, lorsqu'on a été jusqu'au point de *saturation médicamenteuse*, il sera prudent de s'arrêter plus ou moins longtemps. Cette méthode, dont j'ai vu de bons effets, dispose les organes à une tolérance plus grande, et permet, en conséquence, d'augmenter ultérieurement les doses. On peut encore, de cette manière, étudier et bien saisir l'action des eaux sur le malade et la maladie, en apprécier le degré d'efficacité avec plus de sûreté.

Quand les eaux ne *passent* pas, selon l'expression ordinaire, c'est-à-dire quand on ne peut les digérer, on s'en aperçoit à des pesanteurs d'estomac, à l'empâtement de la bouche, au malaise général qui se manifeste. Il faut alors les suspendre, pour en recommencer ensuite l'usage, mais à plus petites doses, en les coupant avec une boisson douce, quelquefois même avec de l'eau ordinaire parfaitement épurée. Il arrive aussi que les bains, même les plus tempérés, déterminent un état pléthorique momentané, et néanmoins dangereux, bien plus encore s'il y a menace de congestion à la tête. Dans ce cas, il convient non seulement de suspendre l'emploi de l'eau minérale, mais de recourir à une saignée, à l'application des sangsues ou des

ventouses (1). Une certaine diminution dans
la quantité des alimens, l'air frais, l'exercice,
contribuent également à dissiper ces accidens.
D'ailleurs le malade, à moins d'une disposition particulière, ou d'une contre-indication
formelle, finit toujours par s'habituer à l'u-
sage de cette eau minérale. J'en ai vu plusieurs dans ce cas; ils ne pouvaient concevoir, à la fin de la saison, la répugnance et
la difficulté qu'ils éprouvaient au commencement de l'emploi de ce médicament. Il est
néanmoins de précepte, et ce précepte est
fondé sur l'expérience, qu'il faut une certaine vigueur pour supporter l'usage d'une

---

(1) J'ai vu, dans ces cas, les appareils *hémospasiques*
ou grandes ventouses du docteur Junod, produire
d'excellens effets. Par ce moyen, on obtient une révul-
sion forte, instantanée et salutaire. Je ne conçois pas
que cette méthode révulsive, aussi simple qu'ingénieuse,
parfaitement en accord avec les lois physiologiques de
l'économie, soit si peu connue des médecins, si négligée
par le plus grand nombre. Faut-il donc toujours une
certaine audace de paradoxe, de brillantes et fausses
théories pour éveiller leur attention ?

eau minérale tant soit peu active. Les bons praticiens, les hommes instruits qui fréquentent les établissemens thermaux sont d'accord sur ce point. Voltaire écrit à Mme Du Deffand : « J'ai attendu que j'eusse repris un peu de santé pour m'aller guérir à Plombières. » Réflexion pleine de sens et de justesse.

PRINCIPES HYGIÉNIQUES A OBSERVER.

Tout cas pathologique exige un régime particulier fondé sur la nature des accidens, sur le degré de la maladie, son état aigu ou chronique, etc., à plus forte raison quand on oppose à cette maladie un remède puissant, énergique et d'une action prolongée. Or, il est impossible de ne pas classer les eaux minérales d'Enghien parmi ces derniers. De là la nécessité, pendant qu'on les prend , d'observer certaines règles d'hygiène qui , d'une part, facilitent leur emploi, et, de l'autre, préviennent les accidens qui pourraient se développer pendant leur usage. Il est évident que cette hygiène doit être basée sur la maladie elle-même et l'état particulier du malade. Toutefois, on peut établir en principe que, pendant l'administration de l'eau minérale d'Enghien, l'hygiène ne doit jamais être active et stimulante; il est facile d'en sentir les raisons : les modifications qu'on peut ensuite adopter sont relatives aux circonstances et aux effets produits.

En général, l'alimentation doit être douce et substantielle ; soutenir l'économie sans l'exciter, manger ce qui se digère bien, ce qui passe le mieux, ce qui ne contrarie en rien l'action des eaux; régler ses repas, surtout le matin après l'ingestion de l'eau minérale; s'abstenir de boisson excitante, comme le thé, le café, à moins d'une longue habitude : telle est la règle fondamentale. Il est, à cet égard, une remarque importante à faire, remarque qu'on a pu faire à Enghien comme dans beaucoup d'autres établissemens situés dans des lieux agréables. C'est que l'air pur, l'exercice, la santé qui renaît, les forces qui se ravivent, les distractions de l'établissement, la bonne chère qu'on y trouve, quelquefois même l'excitation produite sur l'estomac par l'eau minérale, déterminent un très vif appétit. Il faut se garder de le satisfaire entièrement, le plaisir et le danger sont ici côte à côte ; autrement, il n'est pas rare de voir se développer des accidens, tantôt immédiatement, tantôt à une époque plus ou moins éloignée. Avouons-le pourtant, rien e plus facile que de gouverner sur ce point un malade dont les besoins sont encore peu prononcés, mais il n'en est pas de même quand l'appétit se fait vivement sentir. Le point capital est de bien distinguer un appétit *factice* d'un appétit franc, *naturel ;* encore doit-on modérer ce dernier. Le voisinage de la capitale rend surtout le danger très imminent à Enghien. C'est alors qu'il faut se méfier de ces alimens concentrés, sapides, éminemment restaurans, de ces *libidi-nosæ dapes*, mets recherchés, signalés comme autant de poisons par un ancien. L'abbé de Voisenon, ce bon vivant, qui se moquait si bien des indigestions, a dit :

> La sagesse est de bien dîner,
> En commençant par le potage ;
> La sagesse est de bien souper,
> En finissant par le fromage.
> On est heureux, si l'on peut se *gaver*,
> Et si l'on digère on est sage.

Oui, si l'on digère, c'est là précisément le point difficile et important, la limite qui sé-pare la gastronomie peu réglée de la gastroso-phie. Un épicuréisme savamment défini, sys-tématisé, poursuivi dans ses plus larges consé-quences, ne peut rien ici; il faut un estomac vigoureux, actif, abondamment pourvu de facultés digestives, véritable don du ciel, presque toujours mal apprécié. Si pourtant on avait sans cesse présent à l'esprit cet ancien, ce vulgaire mais excellent adage : « Ce n'est pas ce qu'on mange qui nourrit, c'est ce que l'on digère, » on éviterait certains excès qui, à la longue, produisent d'incurables maladies. Ce n'est pas qu'on doive compter ni peser ses morceaux, imiter Pierre-le-Grand qui, passionné pour le fromage de Limbourg, n'en mangeait jamais sans mesurer le morceau avec un compas, mais on doit se rappeler qu'on ne viole pas impunément les lois de la nature. Quant à moi, une longue observation des hommes, et plus de trente ans de pratique médicale, me font regarder comme une vérité cruelle, inflexible, que, passé un certain point d'extravagance, *la nature n'a jamais pardonné à personne.*

Si l'on veut augmenter la bienfaisante action des eaux d'Enghien, il faut que le malade fasse un exercice journalier, mais toujours dans la mesure de ses forces. J'ai vu plus d'un patient se tenir couché une partie de la journée, chez lequel les eaux étaient lourdes; mais à peine levé, se promenant tant

bien que mal, elles se digéraient à merveille.
L'eau minérale *passait* si bien que plus d'une
fois la transpiration, après une longue promenade, exhalait une odeur de gaz hydrogène
sulfuré à ne pas s'y méprendre. Les jardins
de l'établissement, si gracieux, si bien dessinés, offrent à cet égard les plus grandes
ressources. Puis, si la force vient, il faut faire
des excursions sur les bords du lac, dans les
bois environnans, visiter cette belle vallée
de Montmorency qu'on admire d'autant plus
qu'on la connaît mieux. Ces courses bien mé-
nagées sont toujours au profit de la santé ;
plus d'un obèse chargé de ventre et d'infir-
mités en est revenu gaillard et alerte ; plus
d'un malade épuisé, languissant, y a gagné de
la force et un séraphique embonpoint. Tel
goutteux, sachant ce que devient une *goutte*
bien tracassée, tel de ces individus souffrans,
blasés par les plaisirs de la capitale, qui ne
demandent que trop souvent à notre art la
guérison de l'ennui et de la satiété, en ob-

tiennent les meilleurs effets : c'est un si habile médecin que le bonheur ! Les hypocondriaques qui sont loin d'être des *malades ima-
ginaires*, comme on le croit, en éprouvent
toujours de l'amélioration. On le sait, par une
fatale disposition, le bonheur même, chez
eux, participe de la souffrance, et leur joie
la plus pure a comme un levain d'amertume.
Eh bien ! l'expérience a prouvé que la plupart se sont bien trouvés des conditions hygiéniques dont il a été question, de ce mélange
de repos et d'exercice, de société et d'isole-
ment, de faciles obligations et de complète
indépendance dont on jouit à l'établissement
thermal d'Enghien. On doit reconnaître aussi
la douce et salutaire influence des lieux,
du climat et de la saison.

Quoique les variations de ces derniers
soient infiniment moins à redouter ici que
dans les pays montagneux, il est bon que
les malades en traitement ne s'exposent
pas au froid du soir, qu'ils aient au moins

des *vêtemens chauds*. Cette précaution est d'autant plus nécessaire que la peau, excitée par l'action des bains, des douches, est très impressionnable aux influences atmosphériques.

Cependant, de toutes les conditions hygiéniques pour favoriser l'action des eaux minérales d'Enghien, comme de toutes les autres, la plus essentielle est un esprit tranquille, un cœur libre de toute agitation. Mais qui peut obtenir ce plein calme de l'ame, aidant si bien au rétablissement harmonique des fonctions de l'économie? La fortune ne nous atteint-elle pas de toute manière? Le *dies iræ* de chaque vie ne reparait-il pas trop souvent? Selon Alibert, « quand vous arrivez aux eaux minérales, faites comme si vous entriez dans le temple d'Esculape, laissez à la porte toutes les passions qui ont agité votre âme, toutes les affaires qui ont si long-temps tourmenté votre esprit. » Mais ce précepte, si élégamment exprimé,

n'a qu'un seul défaut, il est impraticable.
Non, on ne *laisse à la porte du temple d'Esculape*, pas plus qu'ailleurs, ni ses passions, ni
ses affaires, ni ses intérêts ; autant vaudrait
transformer son être, écouter toujours cette
froide conseillère qu'on nomme la raison !
Rien de plus rare, parce que rien n'est plus
difficile, surtout pour l'homme souffrant,
malade, qui a mesuré l'abîme sans fond des
déceptions humaines. L'exercice de la médecine, véritable psychologie expérimentale
continuelle, prouve combien d'obstacles s'opposent à l'application du précepte énoncé
précédemment. Si on peut se flatter d'obtenir quelque succès, ce serait moins avant
que pendant l'usage des eaux minérales, surtout quand leur emploi est efficace. Il est
certain qu'un homme fatigué, épuisé, triste-
ment affecté dans ses intérêts compromis,
dans sa profession, négligée par une longue
maladie, renaît pour ainsi dire à l'espérance,
au bonheur, quand il voit le terme de ses

maux, et par conséquent celui de ses chagrins. Cet effet moral est plus prompt encore, plus assuré, quand il peut voir sa famille, diriger ses affaires. C'est là un avantage particulier à l'établissement d'Enghien,
pour les habitans de la capitale, et cet avantage est plus grand qu'on ne le croit d'abord.
J'ai vu des industriels, des propriétaires, des
banquiers, etc., recevoir chaque matin le
bulletin de leurs affaires, donner immédiatement des ordres, puis se livrer en pleine
sécurité au traitement prescrit ; d'autres, entretenir de fréquentes relations de famille,
ce qui calmait leur imagination. J'en ai vu
encore vaquer en partie aux soins de leur
état, continuer leurs études, suivre des cours
importans à Paris ; et moi-même, tout à la
fois médecin et malade, j'ai pu exercer ma
profession, et je n'ai jamais manqué une
séance de l'Académie de médecine. Placez
maintenant un malade à cent ou deux cents
lieues de Paris, dans un pays quelquefois triste,

dans un climat variable et malsain, au milieu
d'une société qui lui est étrangère, ne rece-
vant qu'à de longs intervalles des nouvelles
de sa famille, de ses affaires, et dites s'il est
possible d'obtenir facilement cette placidité
d'âme, si utile, si désirée, pendant l'administration d'une eau minérale énergique et
puissante. Le problème se complique de toutes les circonstances dont je viens de parler,
et sa solution n'en est que plus difficile et in-
certaine.

SERVICE MÉDICAL.

A dire vrai, tous les médecins de Paris et
des environs sont les médecins de l'établissement thermal d'Enghien. Il leur est si facile
de voir souvent leurs malades, de les diriger
dans l'emploi de ce puissant moyen, que ces
derniers en recueillent un immense avantage. Il est hors de doute que la plupart des
établissemens thermaux en France sont confiés à des hommes de mérite, qui connaissent,

par une longue expérience, l'activité, la
spécialité, pour ainsi dire, des eaux qu'ils
administrent. Toutefois, dans le très difficile problème d'une maladie à guérir, la
connaissance du remède n'est qu'une des
données, la connaissance profonde de la
maladie, et celle non moins importante du
malade, voilà ce qu'on n'obtient qu'à l'aide
du temps et d'une étude suivie; notons
encore ces précieux rapports sympathiques
de malade à médecin, qui sont l'effet d'une
longue et entière confiance. On conçoit, dès-
lors, combien il est essentiel de ne pas trop
s'éloigner l'un de l'autre. En général, les
malades ont le courage qui supporte plutôt
que celui qui surmonte; de là cette nécessité, pour un être souffrant, d'être sans cesse
consolé, raffermi, de se placer sous la protection des talens et de l'amitié de son docteur. Cependant, comme tout est prévu, un
médecin inspecteur est attaché à l'établissement thermal d'Enghien; c'est M. le docteur

Rayer. Ce que j'ai cité de lui précédemment peut faire apprécier le savoir et l'expérience de cet honorable médecin. M. le docteur Bouland dirige lui-même, immédiatement, l'établissement. Tout à la fois médecin, bon administrateur, sa sagacité, sa prodigieuse activité, ont acquis aux eaux minérales d'Enghien, une célébrité méritée, mais qu'elles n'avaient point encore obtenue. Il n'y a qu'à comparer ce qu'était cet établissement, avant qu'il fût confié à son habile direction, avec ce qu'il est maintenant, pour comprendre tout ce que M. Bouland a conçu et exécuté de profitable à l'établissement. Il n'est pas de malade à Enghien, comprenant bien les intérêts de sa santé et de son bien-être, qui ne lui doive un tribut de reconnaissance.

SOINS ADMINISTRATIFS.—ORDRE INTÉRIEUR.

Ce que je viens de dire fait pressentir mon opinion sur l'article dont il s'agit, article très essentiel sous le rapport d'une prompte guérison. Sans me laisser éblouir par un certain éclat qui n'est parfois qu'à la surface, j'ai étudié ce qui était au-dessous et au fond. Qu'on ne s'y trompe pas, c'est souvent dans les petites choses, dans le détail, dans les soins obscurs mais bien entendus, qu'on reconnaît jusqu'à quel point on a poussé la prévoyance et les attentions. Eh bien ! je puis assurer que l'établissement thermal d'Enghien ne le cède à aucun autre sous ce rapport. Qu'on me taxe ou non d'une bienveillance outrée, je répondrai par cet argument sans réplique : Allez, voyez, expérimentez. Il est des personnes très difficiles et que rien ne peut satisfaire ; martyrs de ce luxe futile et excessif, de ces habitudes de mollesse et de *douilleteries*, poussées au dernier terme, qui énervent et font vieillir enfant, tout les gêne, les fatigue, pour peu qu'elles soient en dehors de leurs habitudes. Il faut renoncer à contenter de tels individus ; quoi qu'on fasse, on est toujours en deçà de leurs prétentions et de leurs désirs. Mais c'est là heureusement une sorte d'exception. Le plus grand nombre des malades sera toujours satisfait du régime, de l'ordre établi à Enghien. Cela est si vrai, comme je l'ai remarqué, que des personnes qui se proposaient de n'y passer que quelque temps, pour essayer l'usage des eaux, ne se décident ensuite que très difficilement à revenir à Paris, tant la beauté des lieux, les distractions, le confortable bien réglé de l'établissement thermal, les séduisent et les attachent. En effet, il est difficile de trouver un ensemble de circonstances plus favorables à la santé. A l'intérieur, des soins hygiéniques multipliés et bien dirigés; à l'extérieur, un pays délicieux, un climat doux et tempéré, conditions des plus importantes. Y a-t-il rien, je le répète, de plus insupportable, pour des malades, que le froid, l'humidité, le brouillard, les brusques variations de température? D'un autre côté, les climats brûlans n'ont-ils pas aussi leurs inconvéniens? Ils énervent, ils fatiguent les malades, tantôt par une surexcitation nerveuse anormale, tantôt par une transpiration continuelle. Il est même dans de tels climats un inconvénient qui, pour être de peu d'importance, n'en est pas moins désagréable, inconvénient déjà signalé par plusieurs auteurs. C'est une foule de serpens qui, attirés par la chaleur et l'exhalation des eaux, se glissent jusque dans les baignoires, comme il y en a des exemples. Feu H. Cloquet a même décrit cette espèce de couleuvre sous le nom de *coluber thermalis* (1). Une pareille circonstance, comme

(1) Il n'en faut pas davantage pour discréditer un établissement thermal. Leur célébrité tient souvent à si peu de chose! La foule s'en va, revient, s'éloigne sans motifs bien fondés; des éloges plus ou moins justes, une allégation mensongère, des craintes chimériques résultats de l'ignorance, du mécontentement ou de l'envie, produisent ou font disparaître la vogue. Je ne sais quel docteur, courroucé contre les eaux de Bath, lança un pamphlet dans lequel il affirmait avoir jeté

22

on peut le croire, n'est nullement à craindre
à Enghien.

L'administration n'a pas non plus négligé
les divers amusemens compatibles avec l'état
des malades et les convenances sociales. Elle
a compris tout ce que des distractions variées,
bien entendues, peuvent ajouter par l'animation du plaisir aux agrémens de l'établissement et à son but d'utilité. Un grand seigneur se plaignait de l'ennui *qui rendait sa
poitrine étroite*, il avait raison; rien n'oppresse,
rien ne fatigue comme l'ennui, surtout
quand la santé est compromise: c'est ajouter
une maladie à une autre. Aussi a-t-on institué
à Enghien des bals, des concerts, indépendamment des promenades sur le lac, sur ses
bords ou dans les délicieuses campagnes qui

un énorme crapaud dans la source. Toutes les dames
s'effrayèrent et voulurent partir, mais le célèbre fashionable Nash dit qu'il charmerait le crapaud du méchant docteur par la musique, et il tint parole. Il
établit des bals, des concerts qui obtinrent le plus
grand succès.

l'environnent. Quand le ciel est menaçant ou peu serein, un billard, un salon de lecture, un cercle, d'agréables réunions, de douces causeries, d'où les irritantes discussions sur la politique sont bannies, remplacent les plaisirs du dehors. Quelques personnes, il est vrai, trouveront peut-être un vide particulier dans leurs amusemens, c'est qu'il n'y a pas de maison de jeux de hasard; on ne s'est pas encore avisé d'établir un tripot, un *enfer*, à Enghien, comme dans certains établissemens thermaux. Que voulez-vous? on n'y pense qu'à se guérir et à s'amuser, la tâche est assez grande.

Ces distractions variées, jointes à la beauté des lieux, déterminent plusieurs personnes à venir à Enghien, quoique bien portantes. Elles s'y mettent *au régime du repos et du plaisir*, comme moyen préservatif contre les maladies, et leur espoir est rarement trompé. C'est au point que si l'établissement continue à prospérer, si les habitans de la capitale et

des environs en comprennent bien l'importance, on se rendra aux eaux d'Enghien
comme autrefois à celles de Pyrmont ; ce sera
un vrai. pèlerinage de plaisir. On sait que
toute demoiselle noble, en se mariant, faisait
stipuler dans son contrat de mariage que son
mari la mènerait, *au moins une fois*, aux
eaux de Pyrmont, tant le séjour en était ré-
puté agréable.

Je dois dire néanmoins que la société des
bains d'Enghien ne m'a pas paru aussi com-
pacte, aussi unie dans ses rapports qu'à
d'autres établissemens thermaux. Cette différence s'explique par le voisinage de la capitale et le mouvement perpétuel des malades. A cent ou deux cents lieues de Paris,
sur le sommet d'une montagne ou dans les
gorges d'une vallée profonde, dans un pays
agreste, maltraité par la nature, les liaisons
deviennent plus intimes, parce qu'elles sont
plus nécessaires. Cependant, bien que tout
malade jouisse à Enghien d'une grande indé-

pendance, il y a certaines règles d'ordre intérieur dont il n'est pas permis de s'écarter. On a beaucoup parlé des exigences despotiques de certains médecins dans plusieurs établissemens thermaux. Ces plaintes sont-elles injustes, sont-elles fondées? La réponse n'est pas aussi facile qu'on le croit. Toujours est-il que l'emploi d'une eau thermale doit être fait avec une attention suivie pour bien en apprécier les effets; ne faut-il pas, en outre, estimer l'influence du climat, de la saison, de la température et de ses variations, calculer les résultats de l'exercice, du régime et de ses écarts? Voyez combien de soins, de précautions minutieuses sont indispensables pour arriver à la solution de ce problème, *guérir* ou *soulager* par la médication d'une eau minérale. Ce qui complique la question, c'est qu'il s'agit de personnes dont le tempérament, les goûts, les penchans sont très différens, qui arrivent aux eaux dans la ferme persuasion que c'est un remède à peu près infaillible ; qui, la plupart riches, s'imaginent que tout doit plier à leurs capricieuses volontés, qui ont des habitudes dont elles ne veulent pas s'écarter ; qui parfois regardent comme un acte de servilité ou de sottise la scrupuleuse exactitude qu'on exige en médecine ; enfin qui veulent, dans certains cas, faire marcher de front la vie sociale et le régime médical, les remèdes et le culte orgiaque du plaisir et de la bonne chère. A Enghien, le rigorisme n'est pas poussé très loin, d'abord à raison du climat, ordinairement doux et tempéré pendant la saison des eaux ; en second lieu, parce qu'il est peu de malades qui n'aient de fréquentes communications avec leur médecin.

Du reste, le service s'y fait avec promptitude et régularité ; tout y est actif, judicieux, tendant à un but d'utilité manifeste. Je l'avoue, cachant ma profession, j'ai pu continuer en toute liberté mon rôle d'observateur et de malade, rien ne m'a gêné. J'ai vu que

la distribution des bains et des douches, etc.,
s'y faisait avec ponctualité, sans brusquerie
ni mauvaise humeur, et surtout sans cette
câlinerie mendiante si ordinaire aux gens
de service. Quoique chacun exige ce qui lui
est dû, ceux qui habitent l'établissement ne
se divisent pas en personnel exploitant et en
personnel exploité. Il faut même dire, à la
louange de M. Bouland, qu'on ne paie rien
pour la saison ; on n'acquitte que le prix de
l'eau prise en boisson, en bains, douches, etc.
L'établissement d'Enghien est, je crois, le
seul qui donne un pareil exemple de libéralité. Il n'y a pas moyen d'appliquer ici cette
ancienne épigramme, faite sans doute par un
malade chagrin et avare :

> Esprits étroits, hommes avides,
> Je vous conjure, par X, X,
> Allez chez l'infernale race,
> Taxer le prix de l'eau du Styx,
> A tant la pinte, à tant la tasse.

A Enghien, la pinte ou la tasse sont à des

prix modérés, et la médecine marchande n'y
est pas en honneur. Tout a été combiné,
calculé pour la guérison des maladies par les
voies les plus méthodiques, les plus agréables. Un auteur, dans son hyperbolique enthousiasme, appelle l'établissement de Spa « la maison de campagne du beau monde de l'univers. »
Le docteur H... dit des eaux minérales de
S..., en Suisse, « qu'elles *infusent* au cœur
la santé et l'amour. » Nous n'avons pas d'aussi
hautes prétentions pour celles d'Enghien ;
mais ce qu'on peut affirmer, c'est qu'on y guérit une foule de maladies, c'est que le séjour
en est agréable, c'est qu'on le quitte à regret
et qu'on y revient avec plaisir. L'efficacité de
ces eaux, le délicieux pays où elles coulent,
l'abondance des productions du sol, la profusion des commodités de la vie, la beauté de
l'établissement thermal, les agrémens qui y
sont multipliés, le choix de la société, la variété des plaisirs qu'on y trouve, les soins
prodigués aux malades, la facilité de com-

muniquer souvent avec son médecin, la proximité de la capitale qui permet de veiller sur ses intérêts, n'est-ce pas là, en effet, un heureux ensemble de conditions si rares, si importantes, si nécessaires pour hâter et achever la guérison de beaucoup de maladies? N'est-ce pas présenter la médecine sous son aspect le plus séduisant, la puissance attractive du bien-être et du plaisir? Aussi la prospérité de l'établissement thermal d'Enghien s'accroît-elle de plus en plus. Encore quelques années de travaux, d'améliorations bien entendues, et ce sera une des métropoles des établissemens thermaux en France.

FIN.

TABLE.

—

www.ingramcontent.com/pod-product-compliance
Lightning Source LLC
Chambersburg PA
CBHW070248200326
41518CB00010B/1735